就业技能培训新模式教材

养老护理

本书编写组 编写

中国劳动社会保障出版社

图书在版编目（CIP）数据

养老护理 / 本书编写组编写. -- 北京：中国劳动社会保障出版社，2024
就业技能培训新模式教材
ISBN 978-7-5167-6277-6

Ⅰ. ①养… Ⅱ. ①本… Ⅲ. ①老年人-护理-技术培训-教材 Ⅳ. ①R473.2

中国国家版本馆 CIP 数据核字（2024）第 050214 号

中国劳动社会保障出版社出版发行

（北京市惠新东街 1 号　邮政编码：100029）

*

三河市华骏印务包装有限公司印刷装订　　新华书店经销
880 毫米 ×1230 毫米　32 开本　6 印张　138 千字
2024 年 6 月第 1 版　　2024 年 6 月第 1 次印刷
定价：18.00 元

营销中心电话：400-606-6496
出版社网址：http://www.class.com.cn

版权专有　　侵权必究

如有印装差错，请与本社联系调换：（010）81211666
我社将与版权执法机关配合，大力打击盗印、销售和使用盗版图书活动，敬请广大读者协助举报，经查实将给予举报者奖励。
举报电话：（010）64954652

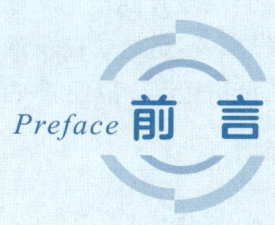

Preface 前言

为深入实施人才强国战略、就业优先战略,健全完善终身职业技能培训体系,探索"互联网+职业技能培训"新形态,不断加强职业培训教材与数字资源供给,有效提高培训质量,满足开展就业技能培训需要,特别是开展线上线下混合模式职业技能培训的需要,中国劳动社会保障出版社组织编写了就业技能培训新模式教材。在教材的组织编写过程中,以就业技能需求为依据,贯彻"以就业为导向,以技能为核心"的理念,并力求使教材具有以下特点:

精。教材内容以就业必备技能为主线,按照说明书的方式编写,精选就业岗位操作必备的知识和技能,满足就业技能培训的需要,让学员在短期内掌握岗位所需技能,顺利上岗。

融。教材以纸数融合为特色,将数字化资源与教学内容有机融合,学员不仅可以按照教材内容一步步掌握知识和技能,还可以通过扫描二维码反复观看操作技能视频、图片、案例等数字资源,便于直观学习理解和对照操作,逐步提高技能水平。

易。对教材内容的呈现形式进行了精心设计,采用图表、色彩等多元化的呈现形式,同时还设置了"注意事项""小贴士"等多个小栏目,以使内容更加丰富且易于理解。

就业技能培训新模式教材的编写是一项探索性工作,由于时间紧迫,不足之处在所难免,欢迎各使用单位及个人对教材提出宝贵意见和建议,以便教材修订时补充更正。

Contents 目录

模块一　职业素养 1
　学习单元一　养老护理从业人员岗位职责 2
　学习单元二　养老护理从业人员素质要求 3

模块二　老年人照护基础知识 17
　学习单元一　老年人生理、心理照护 18
　学习单元二　老年人常见疾病照护重点 29
　学习单元三　老年人常见问题观察 54
　学习单元四　老年人照护记录 61

模块三　安全卫生、环境防护知识 69
　学习单元一　老年人常见意外风险防范 70
　学习单元二　老年人急救常识 76
　学习单元三　老年人卫生防护知识 84
　学习单元四　老年人环境安全保护常识 89
　学习单元五　老年人食品安全知识 92

模块四　生活照护 95

学习单元一　清洁照护 96
学习单元二　穿脱衣物 109
学习单元三　饮食照护 114
学习单元四　排泄照护 123
学习单元五　睡眠照护 137
学习单元六　环境清洁 140

模块五　基础照护 149

学习单元一　护理协助 150
学习单元二　用药照护 158
学习单元三　安宁服务 164

模块六　康复服务 167

学习单元一　体位转换 168
学习单元二　功能促进 179

模块 一
职业素养

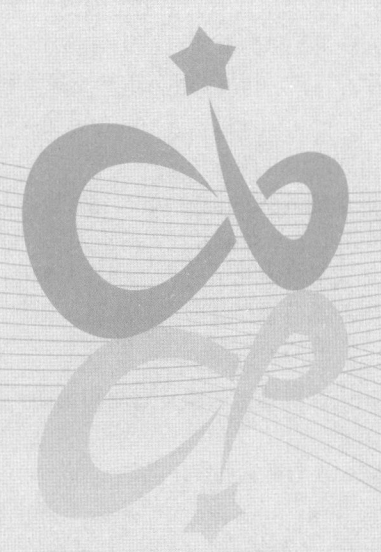

学习单元一　养老护理从业人员岗位职责

养老护理从业人员负责为老年人提供全面的护理和支持，以确保老年人的身体、心理需求得到满足。养老护理从业人员岗位职责见表1-1。

表1-1　养老护理从业人员岗位职责

职责	描述
生活照护	◎ 协助老年人进行洗漱、如厕、进食、穿戴等日常生活活动，使老年人保持舒适和干净的状态 ◎ 规划老年人的健康饮食，根据医嘱提供营养均衡的餐饮，确保老年人获得足够的营养 ◎ 照护老年人入睡，指导老年人改变不良睡眠习惯
基础照护	◎ 监督老年人的药物使用情况，确保老年人按照医嘱准确服药，记录药物信息和剂量 ◎ 观察和评估老年人的健康状况，监测老年人的体温、血压、心率等，及时发现异常并报告医护人员 ◎ 配合医护人员对老年人进行高血压、冠心病、脑卒中、帕金森病、糖尿病、骨性关节炎、痛风、便秘、失智症等常见病的护理
康复服务	◎ 协助老年人进行适当的康复活动和运动，帮助老年人保持身体活力 ◎ 指导老年人参与适宜的娱乐活动
心理支持	◎ 提供情感支持，与老年人建立信任，帮助老年人应对情绪问题和心理压力 ◎ 协助解决临终老年人的心理需求 ◎ 协助老年人解决人际交往中发生的矛盾

学习单元二　养老护理从业人员素质要求

一、礼仪规范和服务用语

1. 礼仪规范

（1）卫生礼仪规范（见表 1-2）

表 1-2　养老护理从业人员卫生礼仪规范

卫生礼仪	具体要求
全身卫生	应养成良好的卫生习惯，每天刷牙，每晚泡脚，经常沐浴，保持口腔等身体部位无异味
头发卫生	头发经常清洗，修剪整齐，工作时刘海不过眉，头发长度不过肩。如果留长发，要束在脑后，避免头发、头屑造成污染
面部卫生	保持面部洁净、精神焕发，避免口、鼻、眼周有分泌物残留，可略施淡妆，禁止浓妆艳抹
双手卫生	应做到饭前、便后洗手，护理老年人前、后要洗手，清洁便器后要洗手。不留长指甲，不涂指甲油，保持指甲下不存污垢

（2）着装礼仪规范（见表 1-3）

表 1-3　养老护理从业人员着装礼仪规范

着装礼仪	具体要求
干净整齐	工装要干净平整、朴素大方，领口、袖口简单利落，扣子整齐不缺，裤脚在鞋跟以上脚面处

续表

着装礼仪	具体要求
色彩淡雅	工装的色彩要淡雅，上衣和裤子搭配要合理，忌鲜艳的大红、大黄、大紫，避免沉闷的黑色。围裙、套袖要配套
协调得体	◎ 工装要合体、优雅，符合时令，不能过小、过紧，也不能过大、过松 ◎ 女士着装忌短、露、透 ◎ 夏季裙装要在膝盖以下，禁止仅穿内衣、睡衣或非工装短裤进行工作
鞋袜轻便	鞋子要求软底轻便，并搭配与肤色相近的袜子。工作时间禁止穿凉鞋或高跟鞋，更不宜光脚
饰品点缀	巧妙的饰品能增添光彩，护理员可以点缀一些不会造成伤害的布艺饰品，严禁在工作时间佩戴戒指和金属手链

（3）举止礼仪规范（见表1-4）

表1-4　养老护理从业人员举止礼仪规范

举止礼仪	具体要求
接待姿势	◎ 接待老年人、家属或来访者时，要注意使用微笑、鞠躬、握手、招手、鼓掌、右行礼让、起立回答等肢体语言 ◎ 交谈时正视对方，认真倾听。禁止东张西望、心不在焉、左右摇摆，更不能做出挖耳朵、抠鼻子、剪指甲等动作
站姿	站立时，身体要与地面垂直，重心放在两个前脚掌上，挺胸、收腹、抬头，双肩放松，双腿并拢，双臂自然下垂或双手在腹部重叠，双眼平视，面带微笑，不要歪脖、扭腰、屈腿等
坐姿	◎ 坐下时，腰背挺直，肩部放松，两膝并拢并弯曲大致呈直角。双足平放在地面上，双肘自然弯曲，双手心向下，互相重叠，自然地放在大腿上 ◎ 与老年人谈话时，入座要轻柔、和缓，起身时要稳重、端庄 ◎ 不要随便坐老年人的床铺，不要斜倚在老年人床头的被子上 ◎ 不能跷二郎腿或抖腿

续表

举止礼仪	具体要求
走姿	◎ 行走时，要挺胸、抬头、肩放松、双眼平视、面带微笑、自然摆臂、平稳轻快，路遇他人主动示意，礼让为先 ◎ 为老年人端饭菜、饮料时，要曲肘，双手将物品平端在胸前稳步前行。不要低头含胸、左摇右晃、脚掌拖地 ◎ 遇到紧急情况时，可以小步快走，但要保持镇定，不要大步跑，避免制造紧张气氛

2. 服务用语

养老护理从业人员的服务对象既有老年人也有其家属。在老年人面前护理员应是晚辈，在家属面前护理员应是关心老年人的"兄弟姐妹"。为了促进与老年人及其家属之间人际关系的和谐发展，要善于使用语言技巧，在沟通交流中注意察言观色，体会老年人及其家属的潜台词，理解他们的意愿，让他们体会到你的关心。

礼貌用语

※ 爷爷（奶奶）好！请不要着急，我尽快给您办好。

※ 对不起，我没听懂，请您再说一遍，好吗？

※ 对不起，请稍等，这个情况我不太了解，我找同事帮忙一起解决，好吗？

※ 对不起，打扰您了，不好意思！

※ 对不起，请小点声讲话，不要影响到其他老年人。

※ 对不起，我的态度不好，请您原谅！

> **服务忌语**
>
> ※ 急什么？毛病！就你事多！
> ※ 啰唆什么！听不懂！我要干活！没有时间听你说话！
> ※ 我不知道！不关我事！你找他们吧！
> ※ 快点！磨磨蹭蹭什么时候才能吃（喝）完？
> ※ 烦人！怎么又拉（尿）了！
> ※ 我干不了！你找别人吧！
> ※ 我这人就这样！你爱怎么着就怎么着！我这样就很不错了！你还想要我怎么样？
> ※ 怎么了？还让不让人活了？
> ※ 我就是不会！我就是不知道！你找领导告状去吧！

> **小贴士**
>
> ※ 与老年人和家属相处时，要精神饱满、热情大方、态度诚恳、和颜悦色，让人感到温暖。
> ※ 与老年人和家属交谈时，讲话要自然流畅，做到音调平和、语速适中、谦虚亲切、回避隐私。
> ※ 遇到矛盾不急不躁，不强词夺理，不推卸责任。

二、职业安全和个人防护

1. 职业安全

养老护理从业人员在工作中需要注意确保自身和老年人的健康与安全。

(1) 常见职业安全隐患的预防（见表1-5）

表1-5 常见职业安全隐患的预防

职业安全隐患	预防措施
跌跤	◎ 注意营养、休息和运动，保持良好的身体素质和精神状态 ◎ 在工作中要稳重、细致、谨慎，进行工作前先排除安全隐患 ◎ 应穿低跟、防滑的软底鞋，鞋子要合脚，不能太大也不能太小 ◎ 进行工作时，保证工作场所的照明亮度，保持工作场所地面的清洁和干燥，有溢出物或油渍等必须立即擦掉 ◎ 高空取物、搬抬重物或护理体重过大的老年人时，要注意与同事配合协作，共同完成工作
肌肉拉伤	◎ 进行合理、有规律的日常运动，以锻炼肌肉功能，预防钙质流失，增强机体的平衡性和灵活性 ◎ 在工作前应充分做好准备活动，要注意加强易伤部位肌肉力量和柔韧性的锻炼，如肩部、臂部、腰部和腿部等 ◎ 工作时，运用人体力学原理，使身体保持正确的姿势，解决工作中的实际问题 ◎ 为老年人服务时，手臂要灵活，脚跟要站稳，不要急拉、急拽。在搬运重物时，不要急转身或扭动背部
腰扭伤	◎ 做到起居有规律，适当进行体育运动，以促进血液循环，强身健体，预防腰扭伤 ◎ 避免受凉和久坐 ◎ 避免腰部潮湿，保持衣物和工作环境干燥 ◎ 在做移动、搬运工作时，为避免腰部关节、肌肉的损伤，要学会运用人体力学原理，发挥背部肌肉、腿部肌肉等主要大肌肉群的作用，并且尽量让老年人靠近自己，达到重心合一，把压力分散到身体各个部位，运用大关节、大肌肉群的活动完成工作

（2）伤后处理

> **休息**
>
> ※ 注意身体的感受，在出现疼痛或其他不适时，应停止活动，立即休息。休息可以避免更严重的伤痛。

> **冷敷**
>
> ※ 冷敷可以减轻痉挛，缓解疼痛，收缩血管，限制伤处的血液供应，减轻肿胀。受伤部位发生疼痛或肿胀时，根据伤情在伤后24～72小时进行冷敷。冷敷一般每次20～30分钟，每隔2～3小时1次，持续性冷敷不超过24小时。冷敷的温度越低越好，但是不能低于5摄氏度，避免冻伤。睡眠时间不宜冷敷，避免无意识冷敷造成冻伤。

> **加压包扎**
>
> ※ 如果出现出血或皮下瘀血，可以用弹性绷带加压包扎，以减轻疼痛和肿胀。

> **抬高患肢**
>
> ※ 如果四肢受伤，则可以抬高患肢，以减少伤处的血液供应，减轻肿胀。

> **热敷**
>
> ※ 热敷可以舒缓紧张的肌肉，加速局部血液供应，促进康复。热敷一般在受伤后期应用。

> **就医**
> ※ 受伤后，应根据医生建议进行相应的治疗，腰扭伤早期不宜进行推拿、按摩等处理。

2. 个人防护

（1）常见疾病的个人防护（见表1-6）

表1-6 常见疾病的个人防护

常见疾病	防护措施
流感	◎ 在流感多发的季节，减少或暂停社会团体到养老机构组织集会和集体活动 ◎ 经常开窗通风换气，勤洗手，戴口罩，口罩应每隔4个小时更换一次 ◎ 生活规律，保持饮食均衡，不嗜烟酒，坚持锻炼身体，保持良好卫生习惯 ◎ 定期对餐具、衣物、手帕、毛巾、门把手、扶手、桌面、地面等进行消毒 ◎ 定期接种流感疫苗
肠胃炎	◎ 要养成良好的卫生习惯，做到饭前、便后洗手，护理老年人后洗手，进行清洁工作后洗手，接触食物前洗手，以预防胃肠道感染 ◎ 不食用无标签或非正规生产厂家出产的食品，不食用过期变质的食品或病死的禽、畜肉，不食用无卫生保障的生冷食品，不喝生水 ◎ 生吃瓜果要洗净，不随便吃野菜、野果 ◎ 食用肉、蛋、奶等食品时必须保证选料新鲜、干净 ◎ 坚持一日三餐，做到规律进食，不暴饮暴食，也不能长时间空腹不进食，避免胃黏膜损伤，造成防御功能降低

（2）常见伤害的个人防护

在照护服务中，为避免因老年人的认知障碍或老年人家属的误会等造成伤害事件，护理员应掌握个人防护知识，保护好自己。

> **预防来自老年人的伤害**
>
> ※ 老年人存在认知障碍或有焦虑情绪时，可能会发生摔东西、打人、骂人等行为，护理员要做好评估，加强防范，避免受到伤害。
> ※ 对有摔东西或打人习惯的老年人，注意不要在房间内存放暖水瓶、玻璃制品、棍棒、金属制品和其他容易造成自伤或他伤的物品。
> ※ 为情绪不稳定的老年人服务时，要观察老年人，如果发现有对抗现象，要好言相劝，争取老年人配合。如果老年人异常烦躁，可以暂停服务或报告医生，待其情绪稳定后再继续完成照护工作。
> ※ 必要时，对有打人习惯的老年人可以适当进行安全制动，制动后再进行有关照护。但应注意，制动前要征得老年人家属的理解和配合。

> **预防来自老年人家属的伤害**
>
> ※ 一旦与老年人家属发生了冲突，为了避免家属出口伤人或出手伤人，护理员要保持冷静，不要与家属争吵或发生肢体接触，注意与家属保持一定距离或暂时离开现场，预防事态扩大或被打事件发生。
> ※ 与老年人家属发生冲突后，应及时报告领导或负责人，由其出面帮助解决。

> ※ 在老年人家属不听劝阻，进行打架斗殴、损坏物品时，护理员要及时报警。如果发生损害行为，护理员要保护好现场，等候警察到来，并维持现场秩序，阻止其他人围观。警察到达后，要实事求是地回答与案情有关的问题，并提供自己掌握的情况和线索，配合警方解决冲突。

三、心理调适相关知识

1. 养老护理从业人员常见压力

（1）来自老年人的压力

衰老带来的压力

若面对一个婴儿，每天心中充满着希望，而面对一名渐渐老去的老年人，护理员每天都要承受着老年人的衰老带来的心理压力。

疾病带来的压力

老年人的衰老和疾病并存，护理员不仅要面对老年人的衰老表现，还要面对疾病给老年人带来的痛苦，不可避免地会产生焦急、担忧、恐惧等情绪。

死亡带来的压力

通过自己的照护，能看到老年人一天天好起来，尽管付出很多，护理员会有一种由衷的欣慰和成就感。但是突然有一天，老年人驾鹤西去，回想起与其朝夕相处的日子，死亡的事实可能会让护理员产生心理阴影。

(2) 来自老年人家属的压力

大多数老年人家属能够理解养老护理工作，但是个别家属的傲慢无礼、无休止的指责和挑剔行为，会让护理员感到很郁闷。为了避免矛盾，多数护理员经常采取委曲求全、敬而远之的方式，久而久之，可能会产生抑郁的心理问题。

(3) 来自护理员家庭的压力

家庭成员对护理员工作不理解、不认同，认为从事伺候人的工作没有面子，使劳累一天的护理员回家后还要对自己的家人躲躲闪闪，压力得不到宣泄。

(4) 来自社会的压力

由于养老护理职业还没有被人们广泛认可，因此社会的偏见会给护理员带来更大的精神压力。

2. 常见压力的自我调适方法

(1) 正确认识衰老、疾病和死亡

生老病死是不可抗拒的自然规律，科学地认识生老病死，并以积极、乐观、豁达的态度对待衰老、疾病和死亡的出现，是缓解照护压力的重要方式。

(2) 理解老年人家属的心理压力

能够体谅家属的难处，给予家属真诚的帮助，并能争取到家属的理解与合作，是排解心理压力、做好老年人照护的重要条件。

(3) 争取家庭成员的理解和支持

护理员用自己的努力支撑着老年人的日常生活，呵护着老年人的精神世界，家人的理解是护理员做好养老护理工作的重要支持力量。

(4) 树立正确的老年人照护价值观

能认识到自己的工作光荣而伟大，是解除工作压力、做好养老护理工作的重要前提。

四、人际关系与沟通

1. 正确处理人际关系

护理员与所照护的老年人之间的关系是养老机构工作的核心人际关系，也是检验工作质量的一项重要标准。自始至终拥有尊老敬老的情怀，保持良好的服务态度，掌握熟练、准确、安全的照护技能，不断提高照护水平，为老年人提供高质量的照护服务，是与老年人及其家属建立良好人际关系的基础。

(1) 做好矛盾和冲突不可避免的心理准备

入住养老机构的老年人，其性别、年龄、教育背景、工作经历、社会地位、经济状况、家庭氛围各不相同，所表现出来的精神风貌和待人接物的方式也不相同。在与他们的长期接触中，矛盾和冲突不可避免，所以，护理员要事先做好心理准备，灵活处理好人际关系。

(2) 明确与服务对象之间是契约和法律关系

护理员要明确与服务对象之间永远是契约和法律关系。在工作中要始终保持清醒的头脑、严谨的作风。

对老年人及其家属提出的超出自己和机构服务能力范围的要求，不能随意包揽；对已经承诺的服务项目，要努力兑现，避免失信。

任何时候都要恪守职业道德底线，在金钱、物质面前要廉洁自律，在人际交往中要保持距离。

（3）具备化解矛盾与冲突的素养和智慧

一旦发生矛盾和冲突，护理员首先要做到沉着冷静、谦虚谨慎、不卑不亢，不要急于辩解，更不能激化矛盾，努力以真诚和包容的态度化解不良情绪。

2. 交流沟通的技巧

（1）积极倾听

积极倾听是沟通技巧的核心部分，护理员与老年人或其家属交谈时，眼睛要注视着对方，视线不要游移不定，表情要亲切、自然，坐姿要端正。耐心地倾听老年人和其家属的表达，必要时可以侧耳聆听，让老年人和其家属认为得到了护理员的关注和尊重。

（2）亲切的语音语调

护理员和老年人或其家属进行交流时态度要诚恳，语言要文明，尽量使用普通话，语速偏慢，音量中等，语调柔和、亲切，面部神态自然且带微笑。

（3）适宜的话题与真诚的表扬

护理员与老年人谈话，要选择老年人喜爱的话题，如家乡、亲人、电视节目、年轻时的往事、工作中的成就等。人都渴望被肯定，老年人也一样喜欢被赞美和欣赏，所以，不要吝啬对老年人的表扬。

（4）安全、轻松的氛围

护理员与老年人或其家属进行沟通交流时，首先要营造一个轻松、温馨的氛围。选择光线充足的地方，让双方都能清楚地看到对方。注意面带微笑，必要时可以抚摸着老年人的手进行交流，让老年人及其家属觉得受到了尊重。

（5）善用肢体语言

适当的肢体语言会增进护理员与老年人之间的亲密感情，简单的"握握手""摸摸脸""拍拍肩""拥抱一下"等，都有着人际交流与沟通的艺术和学问。"握握手"会让老年人觉得护理员态度亲切；"摸摸脸"会为老年人带来一种受到关爱的喜悦；"拍拍肩""拥抱一下"会使老年人有一种与护理员亲近的感觉。这些肢体语言将护理员的关爱传递到老年人的心灵，老年人高兴了，就会积极配合照护，使工作顺利进行。

注意事项

※ 与老年人交谈时，不要打听隐私，不要提及老年人不喜欢的事情，万一谈得不如意，不要急于劝说和辩解，可以试用肢体语言，例如，轻轻抚摸对方的手或肩膀进行安慰，待其情绪稳定后，再另选愉快的话题。

※ 不要让老年人抬着头或远距离讲话，避免让人觉得难以亲近。

※ 避免双手交叉抱在胸前或斜着眼睛看人，这让人感觉傲慢无礼，拒人于千里之外。

※ 对老年人使用肢体语言，要注意使用的场合和力度，如不要在老年人不知情时轻易摩挲或拍打老年人的头部或肩部，避免让人产生不被尊重、被戏弄的感觉。

3. 应对冲突的方式

（1）应对冲突的正确方式

当老年人或其家属与护理员发生冲突时，护理员应坦诚地回答别人的问题，对出现的矛盾不应反应激烈地质问"你什么意思"或者"你想干什么"，可以诚实地说"是"或者"不"，能聆听别人的不同意见，能尊重别人的不同想法，不假装自己什么都明白，不认为只有自己才是正确的，能以灵活的态度面对和处理任何矛盾，并且能平心静气地应对问题。这种应对方式常常让护理员觉得内心淡定，让老年人和其家属觉得护理员既大方又稳重。

（2）应对冲突的错误方式（见表1-7）

表1-7 应对冲突的错误方式

错误方式	举例	缺点
讨好	当老年人或其家属提出了不合理的要求或与护理员发生了冲突时，护理员为了避免事态扩大，采取委曲求全、讨好对方的方式，把一切错误归咎于自己	会让护理员觉得压抑，让老年人和其家属觉得护理员没原则、不重要
指责	当老年人或其家属与护理员发生冲突时，护理员只在意自己要解决的问题，认为自己总是对的，错误都是别人的	常常让老年人和其家属觉得护理员很粗鲁、野蛮
过于理智	当老年人或其家属与护理员发生冲突时，护理员只重视数据和逻辑，不重视人际关系，采取说教的方式，表情僵硬，态度冷漠	让老年人和其家属觉得护理员冷漠无情，不愿意与其接近
打岔	当老年人或其家属与护理员发生冲突时，护理员采取你问我答东我答西的方式，改变话题或离题，对有关问题刻意回避	让老年人和其家属觉得护理员油滑、不真诚

模块 二
老年人照护基础知识

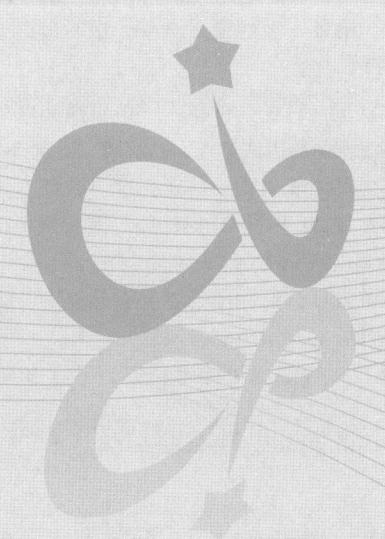

学习单元一　老年人生理、心理照护

一、老年人生理照护

1. 清洁照护（见表2-1）

表2-1　清洁照护

照护类别	具体说明
日常洗漱照护	早晚洗脸、刷牙，饭前便后洗手，饭后漱口或清洁口腔，睡前清洗会阴部和双足
洗发、洗澡照护	◎ 在身体状况允许的条件下，一般每周为老年人清洁一次头发 ◎ 洗澡前注意评估患病老年人的病情，确定病情稳定后方可进行 ◎ 洗澡前协助老年人喝一杯温开水，避免出汗引起脱水 ◎ 洗澡水水温以38～40摄氏度为宜，避免烫伤 ◎ 注意防滑，避免摔倒 ◎ 注意擦洗力度，避免用力过大引起皮下淤血或水疱 ◎ 使用中性肥皂，避免刺激皮肤 ◎ 根据季节和气温决定洗澡频率，不宜过勤，避免加重皮肤干燥 ◎ 洗澡时间以10～20分钟为宜

2. 穿衣照护

（1）衣服最好选用透气性和吸湿性良好的纯棉制品。

（2）衣服选择要注意美观、舒适、安全、实用、清洁，便于穿脱和体位转换。

（3）老年人代谢率低，产热少，因此寒冷的冬季应戴帽子取暖，最好穿保温、防滑的棉鞋和宽松口的棉线袜子。

3. 饮食（水）照护

（1）饮食照护

保持饭菜温度	老年人对寒冷的抵抗力差，准备的饭菜要温热，进餐温度一般要控制在38～40摄氏度，并注意缓慢进食，避免呛咳或噎食。
不应过分饱食	为了避免发生腹胀、消化不良或诱发心血管疾病，老年人不应过分饱食，每餐以七八分饱为宜。
避免食盐过量	老年人的饮食应避免食盐过量，以防诱发心血管疾病，世界卫生组织建议正常成年人每日食盐摄入量不超过6克。
保持食物多样化	为了平衡营养、提高免疫力，老年人的食物要多样化，每天主、副食品应保持在10种以上。
增加优质蛋白质	老年人的新陈代谢以分解代谢为主，需要摄入较多的蛋白质补偿机体组织蛋白质的消耗，因此要注意增加优质蛋白质。
保持适量蔬菜	新鲜蔬菜含有丰富的维生素C、矿物质以及较多的纤维素，对保护心血管、防止便秘、预防癌症都有重要的作用，老年人每天蔬菜摄入量应不少于250克。
保持适量水果	水果水分多，热量少，含有丰富的矿物质和维生素，有助于消化和排便，建议老年人适量食用，且应在饭后或两餐之间食用。
保持饭菜松软	老年人牙齿松动、咀嚼无力，应做到饭菜松软，便于咀嚼、吞咽和消化。

（2）饮水照护

老年人新陈代谢减慢，摄入水分不足容易引起便秘、白内障、肠道排毒不畅以及心脑血管疾病，因此护理员应按时为老年人做好饮水照护。

> **小贴士**
>
> ※ 饮水以白开水为宜，各种饮料不宜多饮。
> ※ 包括饮食在内的水分，老年人每日比较适宜的饮水量为 1 500～2 000 毫升。
> ※ 应培养老年人主动、定时、分次、少量、缓慢饮水的习惯。
> ※ 在晨起、睡前、浴前、餐前适量饮水，对老年人身体有好处。

4. 排泄照护

（1）排便照护

老年人正常大便次数为每日 1～2 次，正常大便多呈黄褐色，软便成形。异常时次数减少或增加，出现干结或稀便。当排便出现异常时，不同的表现可能提示不同的原因。

① 大便呈黑色柏油样可能是上消化道出血。
② 大便呈暗红色可能是下消化道出血。
③ 大便呈果酱色可能是肠套叠。
④ 大便呈陶土色可能是肠道完全梗阻。
⑤ 排便后有鲜血滴出多为痔疮出血。
⑥ 大便中含有大量黏液可能是肠炎。
⑦ 大便中含有脓血可能是痢疾。
⑧ 大便中含有脓性黏液可能是肠癌。

⑨ 大便呈酸臭味可能是消化不良。

⑩ 大便呈腥臭味可能是消化道出血。

⑪ 大便呈腐臭味可能是肠癌。

在照护老年人时，应做到：

1）为了避免老年人便秘，要注意为老年人建立良好的排便习惯，增加粗纤维食物摄入，保证饮水量，在身体状况允许的条件下适当增加活动量，促进肠蠕动以利于排便，必要时使用开塞露或人工取便以及时解除老年人的痛苦。

2）老年人腹泻时要注意卧床休息，补充水分，给予流质或半流质等无渣或少渣食品。

3）及时协助老年人如厕，防止污染衣被，排便后及时清洗以保持局部清洁，必要时保留大便标本送检，为医生提供诊断依据。

4）怀疑有肠道传染病存在时，按隔离要求进行照护。

(2) 排尿照护

观察老年人排尿是否正常，正常排尿应受意识支配、无痛、无障碍，每日排尿量为1 000～2 000毫升，每次排尿量为200～300毫升，尿液呈淡黄色、无絮状物或有少量沉淀物。当排尿出现异常时，不同的表现可能提示不同的原因。

① 尿急、尿频、尿痛可能是尿路感染。

② 排尿困难、淋漓不断可能是前列腺肥大。

③ 排尿无法随意控制可能是尿失禁。

④ 膀胱内尿液储满而无法排出可能是尿潴留。

⑤ 尿液呈红色为血尿，有脓性尿为脓尿。血尿与脓尿可能是尿路感染、结石、结核、肿瘤等。

⑥ 日排尿量与夜排尿量之比为2∶1。全天排尿量超过2 500毫升为多尿。

⑦ 全天排尿量少于 400 毫升或每小时排尿量少于 17 毫升为少尿。

⑧ 全天排尿量少于 100 毫升为无尿。

1）尿失禁照护。老年人发生尿失禁，护理员要注意关心与尊重，使老年人消除心理障碍，严禁呵斥与责骂。

> **关键点**
>
> ※ 鼓励老年人白天多饮水以生成足够尿量刺激膀胱恢复排尿反射。
> ※ 夜间限制饮水量，避免夜尿增多影响老年人休息。
> ※ 排尿后清洗会阴部，保持床单整洁、干燥，必要时使用纸尿裤。

2）尿潴留照护。老年人发生尿潴留，要注意做好心理疏导，改善紧张情绪，引起排尿。

> **关键点**
>
> ※ 可以帮助老年人变换体位，采取合适体位引起排尿。
> ※ 可以用温热水冲洗会阴部或让老年人听流水声以刺激排尿。
> ※ 可以用手轻轻左右推揉膨隆的膀胱 10～20 次，或者用手从老年人膀胱底部向下推移按压 1～3 分钟，进行按摩排尿。

3）留置导尿照护。为老年人进行留置导尿照护时，注意关注老年人情绪，做好心理疏导，使老年人消除心理障碍。

关键点

※ 为留置导尿的老年人进行照护时，需要注意翻身前先固定尿管，集尿袋应低于尿道，避免尿液反流。
※ 每日早晚为老年人冲洗会阴部，保持局部清洁。
※ 鼓励老年人多饮水和更换体位，预防尿路感染和结石。
※ 发现尿液异常及时报告医生，必要时留标本送检。
※ 集尿袋中的尿液应及时排掉，避免满袋后反流，并按照说明书进行集尿袋更换。

4）尿路感染照护。老年人发生尿路感染时，要注意卧床休息，调节紧张情绪。

 关键点

※ 鼓励老年人喝水，保持每天排尿量在1 500毫升左右，以加强尿流对尿道的冲洗作用。
※ 提醒老年人不要憋尿，每隔2～3小时排尿一次。
※ 定时为老年人清洗会阴部，保持局部清洁。
※ 为老年人选择宽松的棉质内裤。
※ 严格遵照医嘱照顾老年人按时服药。

5. 睡眠照护

老年人正常睡眠为夜间入睡无困难，睡后不容易醒，觉醒后也很容易入睡。异常睡眠为入睡困难，觉醒次数增加，睡眠不安定，深睡时间减少。

发现老年人睡眠异常后，要给予关心和安慰以缓解其紧张情绪，并对其进行睡眠照护。

> **关键点**
>
> ※ 为老年人提供睡眠照护时，要注意创造安静的睡眠环境，避免嘈杂和强光。
> ※ 睡前不宜进食、讲话、饮浓茶或咖啡等。
> ※ 可以协助老年人采取舒适体位以促进睡眠。
> ※ 65岁以上老年人每日最佳睡眠时间为7～8小时，应尽量帮助老年人达到。
> ※ 若医生给予药物治疗，严格遵照医嘱照顾老年人按时服药。

6. 运动照护

对老年人进行运动照护，是防止其关节僵硬、肌肉萎缩，维持其身体功能的良好措施。

（1）被动运动照护

被动运动是一种完全依靠外力协助完成的运动。外力既可以来自机械，也可以来自护理员。被动运动适用于患有肢体运动功能障碍的老年人。

被动运动能起到放松肌肉，缓解肌腱、韧带挛缩和保持关节活动幅度的作用。照护老年人进行被动运动时，首先要放松老年人被动运动的肢体肌肉，再利用外力固定关节的近端和活动关节的远端，尽量做关节各方向的全幅度运动。

上肢被动运动主要包括肩关节屈伸运动，肩关节内旋、外旋运动，肘关节屈伸运动，前臂前旋、后旋运动，腕关节屈伸、侧偏运动，掌指关节屈伸运动等。

下肢被动运动主要包括髋关节屈伸运动，髋关节内旋、外旋运动，髋关节外展、内收运动，膝关节屈伸运动，踝关节屈伸运动，踝关节内翻、外翻运动，足趾关节屈伸运动等。

瘫痪老年人的被动运动照护要注意翻身、叩背，翻身间隔一般以2小时为宜，必要时每隔1小时翻身1次，同时进行叩背，有预防压疮、促进排痰、缓解肺部感染的作用。

被动运动要在医护人员的指导和家属的参与下进行，一般每天运动3次，每次30分钟，以老年人能耐受为准。操作时要注意动作轻柔、准确、熟练和安全。

被动运动要注意逐步进行、坚持不懈。例如，患肢五指关节尚能弯曲，就从五指关节的屈伸锻炼开始，再逐步进行腕关节、肘关节的屈伸、旋转等动作，直至患肢功能逐步恢复。

（2）协助运动照护

协助运动是一种部分依靠外力协助完成的运动，适用于患有一侧肢体运动功能障碍的老年人。

护理员应动员老年人家属共同参与，家属的配合和参与能增强老年人运动的主动性。

护理员应根据老年人病情制订合适的运动计划，操作时按计划进行。例如，首先协助卧床老年人进行床上运动，其次协助其进行坐立运动，待老年人能够坐稳后，协助其进行站立运动，待老年人能够站稳后，协助其进行行走运动等。

一般每天运动2～3次，每次30分钟。操作时应加强保护，注意安全。

在老年人患侧肢体功能明显改善时，护理员应动员老年人尽量参与力所能及的主动运动，如自己穿脱衣物、洗漱、进餐，在保护下行走或参与游戏活动等。

协助运动要在专业康复人员的指导下进行。

(3) 主动运动照护

主动运动是指完全依靠自身完成的运动,适用于能够自理的老年人。主动运动要根据老年人生理特点进行,以维持机体功能和提高日常生活能力为主。

1) 起床。护理员应告知老年人在清晨醒来时不要急于起床,先在床上躺1分钟,再在床头半卧1分钟,穿好衣服双腿下垂在床边静坐1分钟,再站立行走。这些运动使老年人逐渐适应从睡眠到觉醒的生理变化,避免因突然起床发生头晕或突然运动引发心脏病。

2) 晨间梳洗。护理员可以在旁协助老年人起床后的洗漱活动,包括刷牙、洗脸、梳头等,这些活动十分有益。刷牙活动了上肢,有助于保持关节灵活;洗脸时按摩面部,增强面部血液循环,让老年人精神焕发;梳头不仅促进了头皮的血液循环,有助于防止脱发,同时也锻炼了上肢的抬举功能,对预防和治疗肩周围关节炎有利。

3) 户外运动。户外运动有助于增强老年人体质,延缓衰老。当老年人梳洗完毕需要到户外进行散步、慢跑、做操、打太极拳等运动时,护理员应随时关注老年人状态,提醒老年人不要在空腹或饱腹状态下运动,也不要在气温过低、雨雾天时运动,避免受凉或因地面湿滑受伤。护理员应关注老年人的运动时间,避免老年人过量运动。

4) 晚间洗漱。老年人晚间洗漱,除重复早晨的梳洗运动外,在条件允许时,护理员可以帮助老年人进行沐浴。沐浴能使全身血管扩张、肌肉放松,头部血液供应减少,利于入睡。也可以用温热水泡脚15~20分钟,泡脚最好用桶,让温水没至小腿部,使下肢血管扩张、肌肉放松,周身血液循环加速,起到解除疲劳、促进睡眠的效果。

二、老年人心理照护

1. 老年人常见心理问题（见表 2-2）

表 2-2 老年人常见心理问题

心理问题	产生原因	症状表现
抑郁	抑郁是一种极其复杂的病理性情绪，持续时间较长，抑郁程度与恢复时间不定。年龄的增长、某些慢性疾病的发生以及某些特殊事件的发生都有可能导致老年人抑郁	常表现为负面情绪增强、情绪低沉、忧心、对困难估计过高等
孤独	老年人退休后远离社会或成为空巢老年人，都是导致孤独的原因	常表现为容易伤感、喜欢独处、沉默寡言、怀念故旧等
焦虑	老年人的焦虑是对亲人或对自己生命安全、前途命运等过度担心而产生的一种烦躁情绪，其中含有着急、挂念、忧愁、紧张、恐慌等成分	常表现为胸闷、心慌、气短、憋气、出汗、濒死感，甚至大小便失禁等。在就医时，常常检查尚未完成，症状已经缓解
自卑	老年人由于生活能力下降，常认为自己比不上别人，什么事情都做不好，从而产生自卑	常表现为在意别人的话、嫉妒、习惯性讨好别人等
空巢综合征	一旦子女离开家庭另立门户，原来紧张、规律的生活突然变得松散而无法适应，老年人可能会陷入无趣、无欲、无望、无助的境地	常表现为空虚、消沉、寂寞等，可导致老年人出现躯体症状和疾病

2. 心理问题对老年人的影响（见表 2-3）

表 2-3　心理问题对老年人的影响

影响	具体表现
头痛	根据有关研究，99%的头痛属于神经性头痛。如果老年人精神紧张，会造成额部、颈部等处的肌肉萎缩，时间长了就会发生头痛
高血压	人处在紧张、忧虑、恐惧、愤怒的情绪时，会引发心肌收缩力加强、血管痉挛、血管腔变窄，导致血压增高，久而久之，会引起人体神经、内分泌系统对血压的调节机制发生改变，形成高血压
冠心病	心脏是循环系统的动力中心，它的血液供应依靠冠状动脉，如果长期性情急躁、易激动发怒，可能引起神经、内分泌系统改变，导致脂肪代谢紊乱，使一些脂类物质沉积于冠状动脉管壁，发生冠状动脉粥样硬化，导致心肌缺血，引起心绞痛、心律失常、心肌梗死等
胃、十二指肠溃疡	情绪对消化系统的影响最明显。若心情不好，首先影响食欲，其次不良情绪会影响胃液的正常分泌和胃的正常运动，导致慢性胃炎或胃、十二指肠溃疡等
溃疡性结肠炎	结肠的主要功能之一是吸收食物中的水分，长期紧张、焦虑可使神经、内分泌系统失调，刺激肠蠕动，使结肠持续性收缩，造成肠腔变窄、肠黏膜分泌物增多、肠黏膜血管变脆，导致结肠下端和直肠黏膜发生溃疡、化脓、出血，形成溃疡性结肠炎
癌症	统计表明，60%的患者在患癌症之前都受过情绪上的打击，有专家认为"情绪可能是癌细胞的促活剂"。长期的负面情绪会使人的免疫力降低，诱发癌症
阿尔茨海默病	阿尔茨海默病是一种起病隐匿的进行性发展的神经系统退行性疾病，主要以记忆障碍、失语、失认、视空间技能损害、执行功能障碍、人格和行为改变等全面性痴呆表现为特征，病变累及人体多个系统，导致患者逐渐丧失自理能力。调查显示，突然、强烈的或长期的情绪刺激，一旦超过人体调节适应范围，使人体功能失调、大脑组织功能损害，就有可能引发阿尔茨海默病

学习单元二　老年人常见疾病照护重点

一、高血压

患病原因

※ 原发性高血压的病因不明确，可能与运动量减少、饮食不合理、肥胖、高龄、遗传等因素有关。
※ 继发性高血压是由其他疾病引起的，如肾脏和内分泌疾病等。

症状表现

※ 一般表现。动脉收缩压≥140毫米汞柱（1毫米汞柱≈0.13千帕斯卡），舒张压≥90毫米汞柱。起病缓慢，早期无症状，或有头痛、眩晕、气急、乏力、耳鸣、心悸等，症状轻重与血压值不一定成正比。
※ 并发症。可以并发心、脑、肾、血管等相关疾病。
※ 高血压危象。收缩压突然升高到200毫米汞柱以上，或舒张压突然升高到120毫米汞柱以上，可能在短时间内发生不可逆的生命器官损害，如果抢救不及时，可能会导致死亡。

> **照护重点**

※ 按时服药。严格遵照医嘱,按时为老年人进行服药照护。

※ 减轻压力。安抚老年人的紧张情绪,减轻其心理压力。

※ 控制饮食。减少食盐、动物脂肪的摄入,戒烟限酒。食盐以每日5克以下为宜。

※ 大便通畅。养成定时排便的习惯,增加富含纤维素的食品,保持大便通畅。避免用力排便诱发脑出血。

※ 室温适宜。冬季注意保暖,夏季注意降温。洗头、洗澡时避免受凉。

※ 严密观察

(1)测量血压前要求老年人30分钟内不进行剧烈运动,避免抽烟、喝酒、喝咖啡或浓茶等。提前如厕,在安静环境中至少休息5分钟。

(2)每次测量血压时最好测量两次,间隔1~2分钟,取平均值。如果两次血压值读数相差5毫米汞柱,则应再测一次,以三次测量平均值作为测量结果。

(3)如果发现老年人头痛、呕吐或收缩压高于180毫米汞柱,应立即报告医护人员。

二、糖尿病

> **患病原因**

※ 糖尿病是由遗传、免疫功能紊乱、感染、自由基毒素、精神因素等原因作用于机体,导致胰岛功能减退、胰岛素抵抗而引发的糖、蛋白质、脂肪、水电解质代谢紊乱的综合征。

> **症状表现**
>
> ※ 以血糖增高为主要特点,典型症状是多饮、多食、多尿、消瘦的"三多一少"症状。

> **照护重点**
>
> ※ 掌握相关知识。掌握糖尿病健康教育知识,帮助老年人了解糖尿病的危害,以有效地控制病情发展,预防并发症发生。
>
> ※ 饮食照护
>
> (1)严格控制主食量,主食每天以300~400克为宜。减少吃糖或其他甜食,控制脂肪摄入,可以适当增加瘦肉、蛋、豆制品、蔬菜及富含膳食纤维的食物的摄入。
>
> (2)少吃多餐,定时定量。每天分5~6次进食,或每次只吃半饱,不感觉饥饿就好,避免一次吃得过饱,使血糖突然升高,同时也要避免进食间隔时间过长,引起低血糖的发生。
>
> (3)减少食盐,主动喝水。过多摄入食盐会引起血糖增高。糖尿病老年人血液黏稠度高,容易诱发心脑血管疾病,建议老年人不要等到口渴时再喝水,应随时、主动增加喝水次数,做到"少量勤喝"。
>
> (4)要高度注意老年人的饮食问题,如果老年人拒绝进食,要及时报告医生,以便医生调整用药方案。发现老年人有烦躁、淡漠、心慌、出汗、无力、饥饿感等低血糖症状时,应立即为老年人进食备用的饼干或糖果,同时立即报告医生。
>
> ※ 情绪照护。安抚老年人情绪,帮助其树立战胜疾病的信心。
>
> ※ 皮肤照护。测血糖时要严格消毒,保持皮肤清洁。注意观察足部皮肤颜色,发现水疱、溃烂要及时报告。洗脚要严格控制水温,避免烫伤。指甲不要剪得太短,保持鞋袜清洁、干燥、宽松、柔软。

※ 运动照护。在老年人身体状况许可的条件下，应协助其进行适量运动。

※ 用药照护。严格遵照医嘱，及时为老年人用药，用药后注意观察，如果老年人感觉不适，则应立即报告医生。

三、冠心病

患病原因

※ 冠心病是老年人最常见的心脏病，是因冠状动脉狭窄导致心肌供血不足而引起的心肌机能障碍和器质性病变，又称缺血性心脏病。

症状表现

※ 隐匿性或无症状性心肌缺血型。此种类型有广泛冠状动脉阻塞，却没有心绞痛表现。发生心源性猝死和心肌梗死的概率与心绞痛发作的患者相同。

※ 心绞痛型。胸骨后压榨样闷痛，伴焦虑和活动受限，持续3～5分钟，常向左侧臂部、肩部、下颌部、咽喉部、背部放射，休息和含化硝酸甘油、速效救心丸可以缓解。

※ 心肌梗死型。发病时胸痛的性质和部位同心绞痛型，但是更剧烈，持续时间更长，可达30分钟以上或数小时，休息和含化硝酸甘油不能缓解，常伴烦躁、多汗、呕吐、心悸、呼吸困难、濒死感等。

※ 心力衰竭和心律失常型。没有发生过心绞痛，直接表现为心力衰竭和心律失常。
※ 心源性猝死型。由冠心病引起的不可预测的突然死亡，表现为在急性症状出现以后 6 小时内发生心搏骤停，主要是由心肌缺血和严重心律失常所导致。

照护重点

※ 常备药物。常备缓解心绞痛的药物，如硝酸甘油、速效救心丸等。服药后若心前区疼痛不能很快缓解，则应立即报告医护人员。服用硝酸甘油的正确方法是取一片置于舌下含化，含化时采取坐位或半卧位，忌站位，避免引起直立性低血压，导致老年人晕厥。
※ 注意保暖。保持室温恒定，避免寒冷诱发心绞痛或急性心肌梗死。
※ 节制饭量。忌多饮多食，尤其需要注意晚饭不宜过饱，避免增加心脏负担，诱发心绞痛或急性心肌梗死。
※ 限制食盐。限制食盐的摄入量，以每日 5 克以下为宜。
※ 生活规律。养成良好的生活习惯，保证饮食、睡眠和运动规律，避免紧张或亢奋，保持睡眠充足和大便通畅。

四、心力衰竭

患病原因

※ 高血压、冠心病、慢性支气管炎、肺气肿等疾病都可以引起心脏病，发生心力衰竭。

※ 感染、劳累、静脉大量补液也会加重患病心脏的负担，诱发心力衰竭。

症状表现

※ 呼吸困难、心慌气短，严重时发生紫绀、咳粉红色泡沫样痰，伴有疲劳、无力、头晕、水肿等。
※ 严重者合并肝、肾功能不全，水电解质代谢紊乱，心律失常等。严重的心律失常可以导致死亡。

照护重点

※ 限制活动量。当心率大于110次/分时，应停止活动，卧床休息。休息可以减轻心脏负荷和能量消耗。对焦虑不安、失眠的老年人，可以在医生指导下给予镇静药物。
※ 急性发作时应注意体位。仰卧或夜间阵发性呼吸困难时，立即让老年人取端坐前倾位，双腿下垂，以减少静脉回心血量，降低心脏负荷，减轻症状。
※ 调整饮食。饮食原则为低钠、低热量、易消化、足量碳水化合物、足量维生素，最好少吃多餐。轻度心力衰竭者，食盐的摄入量控制在2～3克/天；中度到重度心力衰竭者控制在小于2克/天。水的摄入量一般控制在小于2 000毫升/天。患病老年人需要戒烟、戒酒。
※ 坚持治疗。在医生指导下，按时为老年人服药，注意体重与水肿的观察，及时应用强心利尿药物、吸氧等。定期为老年人进行身体检查，如复查心电图、心功能等。
※ 控制情绪。避免大喜大悲。

五、脑卒中

患病原因

※ 脑卒中又称脑血管意外，是由于急性脑血管破裂或闭塞，导致脑局部或全脑神经功能障碍的疾病。其发病率、病死率、致残率均较高，是老年人常见疾病。高血压、糖尿病、心脏病、高脂血症等都可能成为脑卒中发生的因素。

症状表现

※ 脑卒中以突然昏倒、意识不清、口渴、口吃、偏瘫为主要症状，其后遗症主要表现为语言障碍、吞咽障碍、运动障碍、感觉障碍、认知障碍等。

照护重点

※ 饮食照护。改善生活习惯，饮食以清淡、易消化为原则，鼓励老年人戒烟、戒酒，多吃蔬菜、水果。
※ 心理照护。患病老年人突然由正常人变为生活不能自理者，容易出现焦虑、悲观情绪，护理员要加强交流和安抚，让老年人以良好的心态接受照护，以促进其康复。
※ 口腔照护。保持老年人口腔清洁，避免肺部和胃肠道感染。为老年人清洁口腔时，要夹紧棉球，防止棉球遗留于口腔，误入气管发生意外。
※ 皮肤照护。保持床铺清洁、平整、松软、无渣屑。密切观察老年人受压部位情况，每2小时翻身一次，必要时每1小时翻身一次，避免身体受压部位发生压疮。

※ 体位照护。及时变换体位，交替使用患侧卧位、仰卧位、健侧卧位。定时翻身能刺激全身反应与活动，预防肌肉萎缩，抑制关节痉挛。

※ 排尿照护。老年人尿失禁时要注意勤换尿布。排尿后用温水擦洗，保持会阴部、尾骶部清洁、干燥，减少压疮发生。老年人因尿潴留进行留置导尿时，要鼓励其适当多喝水以增加排尿量，避免尿管堵塞和尿路感染。

※ 排便照护。鼓励老年人多喝水，多吃粗粮、杂粮、蔬菜和水果等富含纤维素的食物，以保持大便通畅，避免便秘。

※ 用药照护。在医生指导下及时为老年人服用治疗高血压、糖尿病、心脏病、高脂血症等的相关药物，同时严密观察药物疗效及副作用，发现异常情况及时向医护人员报告。

※ 预防肺炎。为老年人翻身的同时，进行叩背、排痰照护，每次10分钟左右，以协助老年人咳痰，预防坠积性肺炎。

※ 运动照护。在专业康复人员指导下，对患肢进行运动照护。运动照护的阶段顺序是：被动运动→协助运动→主动运动。

六、支气管炎

患病原因

※ 支气管炎是气管、支气管黏膜及其周围组织的慢性、非特异性炎症。发病因素有吸烟、细菌病毒感染、寒冷、过敏、粉尘和大气污染导致的慢性刺激等。

> **症状表现**

※ 典型症状表现。有咳、痰、喘等症状，痰液呈白色黏液泡沫状，黏稠不易咳出，晨起显著。
※ 急性发作表现。症状加剧，痰量增多，痰液黏稠度增加或呈黄色脓性，偶尔痰中带血，可伴有发热。
※ 反复发作表现。病情反复发作，冬季明显，一年累计三个月以上。喘息样支气管炎在症状加剧或继发感染时，有哮喘样发作，表现为呼吸困难，憋气不能仰卧。

> **照护重点**

※ 保持空气新鲜。经常开窗通风，每天至少2次，每次30分钟。
※ 注意保暖。冬季要有取暖设备，进行清洁或通风护理时注意保暖，避免受凉。
※ 补充营养。给予高蛋白质、高热量、高维生素、易消化的食物，以保证营养补充，增强老年人抵抗力。
※ 经常翻身、叩背。鼓励老年人多喝水，对卧床老年人进行翻身、叩背，以稀释、松动痰液，利于排出。
※ 适当运动。在老年人身体条件允许时，帮助其适当运动，以预防和减少疾病发作。

七、慢性胃炎

> **患病原因**

※ 身体功能下降。牙齿脱落，咀嚼困难，味觉迟钝，进入胃内的食物粗糙或常吃厚味食品引起慢性胃炎。

※ 免疫力降低。易感染幽门螺杆菌，引起慢性胃炎。
※ 药物刺激。长期服药导致胃黏膜损害，引起慢性胃炎。
※ 营养缺乏。老年人吸收功能降低，因为营养不良患低蛋白血症、B族维生素缺乏、缺铁性贫血等疾病，导致消化道黏膜萎缩而引起慢性胃炎。
※ 应激反应。出现心力衰竭、肾功能不全的应激反应，导致胃黏膜淤血、损伤，使屏障功能降低引起慢性胃炎。
※ 其他疾病影响。糖尿病、甲状腺疾病、肝硬化、溃疡性结肠炎、类风湿性关节炎、脑垂体功能减退等均可引起慢性胃炎。

症状表现

※ 腹胀、腹痛、泛酸、嗳气、无力等。

照护重点

※ 饮食照护。戒除烟酒，避免浓茶，避免生、冷、硬及口味酸辣的食物。饮食定时、定量、宜消化，适当控制摄入纤维素多的食物，必要时粗粮细做，适当食用新鲜而纤维素少的蔬菜和水果。烹调方法宜选用蒸、煮、炖、烩，忌煎、炸。勿暴饮暴食，采用少吃多餐进食方法，每日可以安排4～5餐。牛奶、奶油、淀粉、蔬菜、熟瘦肉等不刺激胃酸分泌，适于患高酸性胃炎的老年人。鸡汤、鱼汤等肉汤会刺激胃酸分泌，适于患低酸性胃炎的老年人。注意饮食卫生。
※ 情绪照护。胃是最易受到情绪影响的器官，要及时疏导不良情绪，帮助老年人建立积极、乐观的健康情绪，促进病情恢复。
※ 用药照护。在医生指导下，进行口服药物照护。积极治疗口腔和呼吸道感染性疾病，避免细菌入胃引起胃黏膜炎症。

八、上消化道出血

> **患病原因**
> ※ 由食管、胃、十二指肠、肝、胆、胰腺等病变引起的出血和严重疾病引起的应激性出血。

> **症状表现**
> ※ 呕血或咖啡样物。呕血呈红色，提示出血量大且速度快。呕咖啡样物则提示慢性出血，是血液在胃内停留时间较长，经胃酸作用所形成的。
> ※ 黑便。大便呈黑色柏油样，黏稠而发亮。
> ※ 发热。中度或大量出血时，会于2小时内出现发热，多在38摄氏度以下，持续数日至1周。
> ※ 氮质血症。大量失血可以引起肾灌注量不足，导致血中尿素氮和肌酐增高。
> ※ 其他。出血量在400毫升以内可能无症状，中度出血可能引起贫血，出现头晕、无力、口渴、四肢冷、血压偏低、晕厥等症状。大量出血为1 500～2 500毫升，可能发生休克。

> **照护重点**
> ※ 卧床。采取仰卧位，保持安静，将下肢抬高，头侧位，避免呕吐物呛入气管造成窒息。
> ※ 保暖。注意保暖但是不要过热，过热会使血管扩张，造成血压下降。

※ 镇静。给予精神安慰,解除老年人恐惧心理。
※ 禁食。在恶心、呕吐和休克的情况下应禁食,待症状缓解,先给予流质饮食,之后逐渐改变饮食种类和增加进食量。
※ 观察。观察精神、神志、呼吸、脉搏、体温、血压、尿量、手脚温度、呕血及黑便情况,及时报告医护人员。

九、骨性关节炎

患病原因

※ 骨性关节炎是老年人最常见的一种关节疾病,与衰老、遗传、肥胖、饮食、外伤、内分泌紊乱、免疫功能低下等因素有关,多发于髋、膝、脊柱和手指。

症状表现

※ 关节疼痛。多发生在活动时,休息后可以缓解。
※ 关节僵硬。僵硬感一般发生于早晨起床时,多见于下肢关节,活动后改善。
※ 其他。随着病情进展会发生关节畸形,出现罗圈腿,负重时容易跌倒,发生骨折。

模块二 | 老年人照护基础知识

> **照护重点**

※ 控制体重。注意控制体重，避免加重关节负担。

※ 注意姿势。避免长时间下蹲，长时间的坐和站也要经常变换姿势，防止膝关节因固定一种姿势而加重负担。

※ 鞋的选择。选择鞋底厚、软、有弹性的鞋子，以减少对膝关节的冲击，避免膝关节发生磨损。

※ 冬季保暖。为避免寒冷加重疼痛，冬季注意保暖，必要时为老年人穿戴护膝，防止受凉。

※ 补充营养。适量进食牛奶、豆制品、鸡蛋、鱼虾、海带、黑木耳、猪蹄等，既能补充蛋白质和钙质，防止骨质疏松，又能促进软骨生长及关节液分泌，使关节面润滑，还能补充雌激素，使骨骼、关节更好地进行钙代谢，减轻关节炎症状。

※ 适当运动。适当运动可以促进血液循环，延缓骨的退行性病变。运动前做好准备活动，运动中注意幅度，忌将腿猛然抬高或下蹲太低。运动时间在30分钟左右，不宜过长，防止关节负担过重。忌在高低不平的石子路上行走，避免影响膝关节的稳定性，造成新的损伤。

十、肩关节周围炎

> **患病原因**

※ 肩关节周围炎简称肩周炎，是肩关节周围肌肉、韧带、肌腱、滑膜囊、关节囊等软组织损伤、退行性病变而引起的慢性无菌性炎症。

症状表现

※ 肩部疼痛。肩部疼痛为阵发性或持续性。急性期疼痛剧烈，夜间加重，活动与休息时都可以出现，向前臂或颈部放射，伴活动受限，以外展、上举、背伸时明显，严重者有广泛压痛，不得安睡，影响刷牙、洗脸、梳头、脱衣等活动。

※ 对冷敏感。患侧肩部对冷敏感，即使在炎热的夏天，肩部也不能吹空调和风扇。

照护重点

※ 加强锻炼。帮助老年人做双臂前后摆动、回旋画圈，双手爬墙，侧身单手爬墙，肩内收及外展，拉滑车，梳头等活动。

※ 防寒保暖。受凉是肩周炎常见的诱发因素，应防寒保暖，不要使肩部受凉。

※ 补充营养。体质虚弱是导致肩周炎发作的因素之一，合理补充营养加上适当锻炼，肩周炎可能不治而愈。

※ 及时止痛。肩周炎引起的疼痛不堪忍受时，应在医生指导下及时给予止痛治疗，以缓解疼痛，提高生活质量。

十一、癫痫

患病原因

※ 原发性（功能性）癫痫原因不明。

※ 继发性（症状性）癫痫与脑炎、脑肿瘤、缺氧、一氧化碳中毒、脑外伤、脑血栓、脑出血后遗症有关。

症状表现

※ 大发作。以发作性意识丧失和全身抽搐最为常见。半数患者发作前有先兆，如头昏、精神错乱、上腹部不适、视听和嗅觉障碍。发作时有全身肌肉强直，呼吸停顿，头眼偏向一侧，数秒钟后有阵挛性抽搐，抽搐逐渐加重，历时数十秒钟，阵挛期呼吸恢复，口吐白沫伴大小便失禁，抽搐后全身松弛或进入昏睡，此后意识逐渐恢复。

※ 小发作。短暂意识丧失，无全身阵挛现象，有时两眼直视，或有节律地眨眼、低头、上肢抽动。

※ 局限性发作。常见于大脑皮层有器质性损害的患者，表现为一侧口角、手指或足趾发作性抽动或感觉异常，持续数秒或数十秒，一般无意识障碍。

※ 精神运动性发作。为发作性意识障碍和精神症状，表现为突然的意识模糊，出现异常动作，如吮吸、咀嚼、寻找、叫喊、奔跑、挣扎等。举动无动机、无目标、有冲动性，持续数小时或数天。缓解后对经过无记忆。

照护重点

※ 就地仰卧。发现有先兆症状，迅速让老年人仰卧或就近躺在平整的地方。

※ 保护舌头。抢在出现症状前保护老年人舌头，可以将包有纱布的压舌板或小毛巾卷放在老年人的上下牙齿之间。

※ 轻按四肢。阵挛期的四肢肌肉收缩易造成关节脱臼和损伤，可以适当用力按压四肢大关节，限制抽动幅度，但不要强行按压，避免造成骨折或肌肉损伤。

※ 保证安全。处于意识不清状态的老年人会出现一些无意识、无目的的冲动行为,甚至有自伤、自杀、伤人、毁物等行为,要注意防范,保证安全。

十二、帕金森病

患病原因

※ 帕金森病是一种常见于老年人的神经系统退行性疾病,平均发病年龄为60岁,最主要的病理改变是中脑黑质多巴胺能神经元的变性死亡,引起纹状体多巴胺含量显著减少。10%左右的患者有家族史。部分可以因脑炎、脑动脉硬化、脑外伤、甲状旁腺功能减退、一氧化碳中毒、药物中毒、抗忧郁药物等引起。

症状表现

※ 病情进行性加重。起病缓慢,病情呈进行性加重。早期活动不灵,逐渐活动不能,晚期肌肉、关节僵直。
※ 面具面容。面容淡漠、呆板,呈假面具样。
※ 步态慌张。头部前倾,躯干前倾屈曲,肘关节、膝关节微屈;步距缩小,行走初始缓慢,越走越快,呈慌张步态;两上肢不做前后摆动。
※ 震颤。震颤多见于头部和四肢,以手部最明显,手指表现为粗大节律性震颤、搓丸运动。震颤早期常在静止时出现,在随意

运动和睡眠中消失，情绪激动时加重，晚期呈持续性。
※ 肌肉僵硬。伸肌、屈肌张力均增高，被动运动呈齿轮样强直或铅管样强直。
※ 运动障碍。运动障碍与肌肉僵硬有关，常见发音、咀嚼、吞咽、洗漱、进食困难。运动障碍依次表现为运动不灵、运动不能、僵直，最后发展为长期卧床，四肢屈曲，生活不能自理。
※ 其他表现。容易激动，偶有阵发性冲动。汗腺、唾液腺、皮脂腺分泌增多，表现为多汗、垂涎、油脂脸，合并大小便困难、直立性低血压、抑郁、失智等。

照护重点

※ 注意饮食结构。应控制脂肪的摄入，多饮水，多食富含膳食纤维的食物，如新鲜蔬菜和水果等。还应多食含酪氨酸的食物，如瓜子、杏仁、芝麻等，以促进脑内多巴胺的合成，延缓病情。蛋白质饮食不过量，膳食中适当给予蛋、奶、肉等食品，能保证机体需要的蛋白质供应即可。
※ 防止食物误入气管。进食以坐位为宜，卧床老年人采取半卧位，选择软烂、易咀嚼、易吞咽的食物，一口进食量要少，进食要缓慢，进食后适量喝水或进行口腔照护，将残存在口腔内的食物咽下或清除，保证口腔清洁，防止食物残渣吸入气管。
※ 预防肺部感染。肌肉僵硬使呼吸减弱、咳嗽无力、排痰减少，容易发生支气管炎或肺炎，注意为患病老年人翻身、叩背。发现咳嗽或发烧时，及时报告医生治疗，避免发生严重感染。
※ 用药照护。常用药物有多巴丝肼、卡左双多巴、雷沙吉兰等。护理员要在医生指导下及时进行用药照护。

十三、失智症

患病原因

※ 退化型。由神经退行性病变引起,如阿尔茨海默病、额颞叶型失智症、路易氏体型失智症等。其中,阿尔茨海默病约占失智症的60%。

※ 血管型。由高血压、糖尿病、高脂血症、抽烟、脑血管破裂或堵塞使脑细胞受损等引起,约占失智症的15%。

※ 混合型。由前两种原因引起,约占失智症的15%。早期出现阿尔茨海默病的症状,后出现血管型失智症的症状,也可能两种症状交替出现。

※ 其他型。由帕金森病、酗酒、尿毒症、脑瘤、贫血、维生素B_{12}缺乏、甲状腺功能减退等引起的失智症约占10%。帕金森病晚期才呈现失智症的症状。

症状表现

※ 记忆能力变化。特点是近期记忆减弱,远期记忆增强。

※ 认知障碍。早期时间观念差,陌生地方有迷失感。随着病情加重,分不清季节、昼夜;外出迷路;逐渐不认识朋友、家人。疾病晚期,不认识自己。

※ 语言能力受损。早期忘词,叫不出常用物品名称。随着病情加重,语言表达和理解能力不断下降。到了疾病晚期,不能理解别人的话,也不能用语言表达自己的需求。

※ 思维能力下降。日常生活中不知道根据天气冷暖增减衣物,容易受骗上当等。出现抽象思维能力的障碍。

※ 工作、生活能力下降。早期难以完成胜任的工作。随着疾病进展，基本日常生活能力也会出现问题，需要不同程度的帮助。疾病晚期则完全依赖别人照顾。
※ 性格改变。性格明显变化，多疑、自私、爱抱怨，缺乏主动性，对人冷漠、不热情。
※ 情绪波动。变得紧张、敏感，因为小事坐立不安。情绪不稳定，容易波动，喜怒无常。
※ 行为异常。会反复问相同的问题，无目的地走动、藏东西、捡拾废弃物，不恰当地处理物品、穿脱衣服，无缘无故地骂人、打人、摔东西等。
※ 出现精神症状。部分患者会出现精神症状，如幻视、幻听、幻嗅、妄想等。

照护重点

※ 生活照护。保持起居规律、饮食合理、大便通畅。
※ 情绪照护。给予尊重，减少不良刺激，定时安排益智活动，稳定情绪。
※ 认知训练。早期进行认知训练，鼓励老年人多动手、多动脑，积极参加社会活动。
※ 用药照护。阿尔茨海默病的常用药物有石杉碱甲、美金刚、多奈哌齐等。需对症治疗，控制精神症状，如应用药物抗焦虑、抗抑郁、益智或改善认知功能等。

（1）帮助老年人服药，以免遗忘或错服，服药后要观察是否咽下，防止老年人将药物吐掉。

（2）严格管理有抑郁症、幻觉或自杀倾向的老年人的药品。

（3）昏迷老年人应通过鼻饲服药。

（4）细心观察老年人服药后的反应，如果发生不良反应应及时报告。

十四、慢性肾功能衰竭

患病原因

※ 慢性肾功能衰竭又称尿毒症，是因各种病症引起的肾脏损害并进行性恶化的综合征。

症状表现

※ 食欲不振，厌食，恶心，呕吐，腹胀，舌、口腔溃疡，口腔有氨臭味，上消化道出血等。

※ 贫血是尿毒症患者必有的症状。

※ 高血压、高脂血症、心力衰竭、心肌病、心包炎、动脉粥样硬化等。

※ 早期有疲乏、失眠、注意力不集中等症状，晚期会出现下肢疼痛等症状。

※ 肾性骨病是尿毒症期骨骼改变的总称，如骨酸痛、行走不便等，可以引起自发性骨折。

※ 呼吸系统发生尿毒症性支气管炎、肺炎、胸膜炎，酸中毒时呼吸深而长。

※ 皮肤瘙痒、尿素沉积、尿毒症面容等。

※ 由肾生成的激素下降，由肾降解的激素上升，内分泌失调。
※ 并发感染时，症状没有正常人明显，虽感染可能较严重，但是体温尚正常。
※ 体温过低、糖代谢异常、脂代谢异常、高尿酸血症等。

照护重点

※ 注意神志、呼吸、鼻出血、皮肤黏膜出血等情况；精神异常或抽搐、惊厥的老年人要防止其自伤；昏迷老年人按昏迷护理常规进行护理。
※ 低蛋白质饮食。提供低蛋白质、高热量、高维生素的食品，给予蛋、奶等优质蛋白质，采用去蛋白质淀粉。当尿素氮为 10.7～25 毫摩尔/升、肌酐为 265.2～618.7 微摩尔/升时，建议给予蛋白质 25～35 克/天；当尿素氮为 25.1～36 毫摩尔/升、肌酐为 618.8～884 微摩尔/升时，建议给予蛋白质 20～24 克/天。
※ 补充氨基酸。静脉滴注必需氨基酸时要做好管后照护。
※ 低盐饮食。无严重高血压及明显水肿，尿量大于 1 000 毫升/天时，食盐摄入量为 2～4 克/天。

十五、癌症

患病原因

※ 机体在环境污染、电离、辐射、自由基毒素、微生物及其代谢毒素、遗传特性、内分泌失衡、免疫功能紊乱等因素的作用下，体内正常细胞发生癌变的结果。

症状表现

※ 癌细胞会大量消耗患者体内的营养物质,同时又释放多种毒素,导致人体消瘦、无力、贫血、食欲不振、发热、脏器坏死、出血、合并感染等,最终因为器官功能衰竭而死亡。

照护重点

※ 饮食照护

（1）正常饮食,保证营养。

（2）遵从饮食喜好。饮食以患者喜好为原则,盲目忌口有害无益。

（3）注意食品多样,增加食品品种可以提高食欲。

（4）提供高蛋白质、低脂肪的食物,增加优质蛋白质的摄入,适量摄取油腻的食物。

（5）减少糖的摄入。癌细胞能量的主要来源是糖,对糖的摄取能力是正常细胞的10～20倍,为抑制癌细胞生长,应减少糖类摄入。

（6）烹饪以蒸、煮、烩、炒、炖为主,忌煎、炸。应低盐清淡,不食霉变食物。

（7）补充蔬菜和水果。蔬菜和水果含有丰富的维生素、纤维素、微量元素,对提高免疫力有利。

（8）保持进餐氛围。心情舒畅可以增加食欲,有助于食物的消化和吸收,有利于营养的补充。

※ 心理照护。了解患者心理活动,鼓励患者勇敢面对。

※ 用药照护。遵照医嘱,使用止痛药物。

十六、压疮

患病原因

※ 身体局部长期受压,血液循环受阻,引起皮肤及皮下组织缺血、缺氧而发生了水疱、溃疡或坏疽。
※ 溃疡或坏疽基部及边缘的毛细血管和静脉淤血,逐渐形成大量肉芽组织,使溃疡或坏疽在皮下迅速穿凿扩大。
※ 溃疡导致细菌感染,数天内即可向深部发展,累及骨膜甚至骨质,引起局灶性骨膜炎或骨髓炎,严重者可以引起脓毒败血症。

症状表现

※ 可疑深部组织损伤期。压力、剪切力导致皮下组织损伤,局部皮肤变紫、变红,但是完整。
※ 压疮Ⅰ期。局部皮肤红、肿、热、痛,压之不褪色。
※ 压疮Ⅱ期。局部部分表皮破损,表浅溃疡,血疱疱形成。
※ 压疮Ⅲ期。全层皮肤缺失,皮下脂肪可见,肌腱或肌肉尚未暴露,可有结痂和皮下隧道。
※ 压疮Ⅳ期。全层皮肤缺失,伴有骨、肌腱或肌肉暴露,常存结痂、瘘管和皮下隧道。
※ 不可分期。全层皮肤缺失,伴溃疡及底部腐痂和痂皮。

> **照护重点**

※ 可疑深部组织损伤期

（1）及时发现。注意老年人皮肤情况，尤其是尾骶部。

（2）去除病因。增加翻身次数，防止局部继续受压。避免摩擦、潮湿等刺激，保持局部清洁、干燥。促进局部血液循环，改善全身营养状况。

※ 压疮Ⅰ期

（1）去除病因。鼓励和帮助卧床老年人经常改变体位，增加翻身次数，以改善局部血液循环及缺血、缺氧状态；对瘫痪、昏迷老年人，实行每2小时翻身一次，必要时每1小时翻身一次；对大小便失禁老年人采取留置导尿、勤换一次性护理垫等有效措施，保持局部干燥。

（2）保护骨突出部分。保持床单位干燥、清洁、柔软，根据个体需要，对长期卧床老年人提供海绵垫，以支撑身体空隙处和容易受压的部位，必要时使用防压疮气垫床。

（3）物理治疗。按照医嘱应用75%酒精擦拭压疮周围皮肤，或者用40～50瓦红外线烤灯、频谱仪照射，距离皮肤40～50厘米，感觉稍有温热即可，每次20分钟，以促进局部血液循环，利于消炎、镇痛。

（4）加强营养。合理饮食，增加蛋白质摄入，改善全身情况。

※ 压疮Ⅱ期

（1）去除病因。增加翻身次数，每1小时翻身一次。

（2）保护骨突出部分。根据个体需要，提供海绵垫或谷糠垫，加强局部皮肤的支撑，应用防压疮气垫床。

（3）控制感染。用无菌注射器抽尽局部皮肤表面大水疱内的液体，进行碘伏消毒后用无菌纱布覆盖固定。对未溃破的小水疱，要注意保护，避免摩擦，防止破裂，表面进行碘伏消毒、无菌纱布覆盖，让其自行吸收。

（4）物理治疗。应用75%酒精擦拭、按摩压疮周围皮肤；用40～50瓦红外线烤灯、频谱仪照射，根据皮肤耐受力调整距离，使皮肤温热，每次20～30分钟；加强观察，防止烫伤。

（5）加强营养。合理饮食，增加蛋白质摄入，控制低蛋白血症，改善全身情况。

※ 压疮Ⅲ期

（1）去除病因，保护骨突出部分，控制感染，物理治疗，加强营养。

（2）清洁换药。用碘伏消毒创口周围，再用双氧水、生理盐水冲洗创口，必要时剪去坏死组织，最后用庆大霉素敷料覆盖固定。

※ 压疮Ⅳ期

（1）去除病因，保护骨突出部分，控制感染，物理治疗，加强营养。

（2）清洁换药。遵循无菌技术操作规程，每天上午、下午各换药1次。用碘伏消毒创口后，用手术刀或剪刀去除腐肉及黑痂，直至暴露健康组织以促进新鲜肉芽组织生长。用碘伏消毒创口周围，以双氧水、生理盐水冲洗创口，可以用庆大霉素敷料覆盖固定。必要时进行外科扩创，放置引流条，保持创口引流通畅。

※ 不可分期。去除病因，加强照护，清洁换药，控制感染，合理营养等。

学习单元三　老年人常见问题观察

一、老年人生命体征观察

1. 体温的观察

（1）口腔温度观察

将体温计放置在老年人舌下，3分钟后取出读取数值。正常温度为36.3～37.2摄氏度。

（2）直肠温度观察

将体温计消毒后涂上润滑油，插入老年人肛门，3分钟后取出读取数值。正常温度比口腔高约0.3摄氏度。

（3）腋窝温度观察

将体温计夹于老年人腋窝，5分钟后读取数值，正常温度为36～37摄氏度，24小时内波动一般不超过1摄氏度。

> **关键点**
>
> ※ 正常生理状态下的体温，早晨略低，下午略高，运动和进食后略高。
>
> ※ 体温高于正常温度为发热。以口腔温度为例，37.3～38摄氏度为低热，38.1～39摄氏度为中热，39.1～40摄氏度为高

热，40摄氏度以上为超高热。
※ 体温低于正常温度为体温过低。常见于年老体弱、严重营养不良、慢性消耗疾病、甲状腺功能减退、急性大出血、休克等。

2. 脉搏的观察

观察方法。用食指、中指、无名指三指，在老年人拇指肌腱的外侧，触检桡动脉。

正常脉搏频率。正常成年人脉搏和心跳一致，常为70～80次/分，老年人脉搏较慢，常为55～60次/分。

异常脉搏频率。运动和情绪激动时脉搏可以增快，而休息、睡眠时脉搏则减慢。老年人脉搏超过100次/分，称为心动过速；低于55次/分，称为心动过缓。

3. 呼吸的观察

观察方法。在老年人安静且不知晓的条件下，观察老年人胸部起伏情况。

正常呼吸频率。正常成年人在安静状态下呼吸频率为16～20次/分。

异常呼吸频率。呼吸频率增快：常见于活动、发热、贫血、疼痛、甲状腺功能亢进、心功能不全等。呼吸频率缓慢表浅：常见于脑膜炎、昏迷、休克等。

4. 血压的观察

在未应用抗高血压药的情况下，非同日3次测量，收缩压≥140毫米汞柱和（或）舒张压≥90毫米汞柱，可以诊断为高血压。

> **注意事项**
>
> ※ 要选择符合标准的水银柱式血压计或电子血压计进行测量。
> ※ 血压计袖带大小要合适。袖带至少要覆盖被测量者上臂的 2/3。
> ※ 测量血压前 1 小时内,老年人应避免进行剧烈运动、进食、喝含咖啡因的饮料、吸烟、服用影响血压的药物,精神要放松,膀胱要排空,至少安静休息 5 分钟。
> ※ 测量时尽量取坐位,袖带紧贴缚在上臂,袖带下缘应在肘弯上 2.5 厘米,上臂及血压计与心脏要处在同一水平面上,听诊器置于肘弯肱动脉搏动明显处。

血压分期标准见表 2-4。

表 2-4 血压分期标准

分期	收缩压(毫米汞柱)	关系	舒张压(毫米汞柱)
正常	< 120	和	< 80
正常高限	120 ~ 139	和 / 或	80 ~ 89
高血压	≥ 140	和 / 或	≥ 90
1 级高血压(轻度)	140 ~ 159	和 / 或	90 ~ 99
2 级高血压(中度)	160 ~ 179	和 / 或	100 ~ 109
3 级高血压(重度)	≥ 180	和 / 或	≥ 110
单纯收缩期高血压	≥ 140	和	< 90

5. 血糖的观察

血糖必须保持一定的水平才能维持人体内各器官和组织的正常运行,过高或过低均不利于机体的正常功能。

血糖正常参考值。空腹血糖正常参考值为 3.92 ~ 6.16 毫摩尔 / 升,餐后 2 小时血糖正常参考值为 5.1～7.0 毫摩尔/升。

血糖观察的作用。可以用来反映饮食控制、运动治疗和药物治疗的结果，可以更好地掌控自身的血糖变化。同时，还可以降低糖尿病老年人发生低血糖并发症的风险。

血糖增高或降低的常见情况见表 2-5。

表 2-5　血糖增高或降低的常见情况

分类 血糖变化	生理性	病理性
血糖增高	常见于饭后 1～2 小时，或情绪紧张时	常见于糖尿病等疾病表现
血糖降低	常见于饥饿时或剧烈运动后	常见于胰岛素瘤等疾病表现

二、老年人特殊情况观察

1. 压疮

为了更好地预防老年人发生压疮，可以使用压疮风险评估表（见表 2-6）评估老年人的身体状况。

表 2-6　老年人压疮风险评估表

姓名：	性别：	年龄：	房间：	床号：
分值	4	3	2	1
精神状态	清醒	淡漠	模糊	昏迷
营养状况	好	一般	差	极差
活动能力	活动自如	扶助行走	依赖轮椅	卧床不起
排泄控制	能控制	尿失禁	大便失禁	二便失禁

续表

姓名：	性别：	年龄：	房间：	床号：
循环	毛细血管再灌注迅速	毛细血管再灌注减慢	轻度水肿	中、重度水肿
使用药物	未使用镇静剂和类固醇	使用镇静剂	使用类固醇	使用镇静剂和类固醇
体温	正常	低热	中热	高热
计分				
总分		医疗部主任签字： 生活部主任签字： 护理员签字：		家属知情签字：

说明：

1. 本表用于老年人入院和阶段评估。
2. 评估表共分 7 个项目，每个项目分 4 个等级，满分 28 分。
3. 得分小于或等于 14 分，存在发生压疮的风险。得分越低，发生压疮的可能性越高。
4. 评估结果应及时报告家属和医护人员。

2. 跌倒

老年人跌倒会伴有骨折、软组织损伤和脑部伤害等，不但影响老年人身心健康和生活自理能力，而且会成为发生照护纠纷的隐患和导致照护关系不和谐的因素。

减少跌倒重在预防，护理员要掌握老年人跌倒风险评估方法，及时对老年人进行入院和阶段评估，根据风险高低加强照护。常用的老年人跌倒风险评估表见表 2-7。

表 2-7 老年人跌倒风险评估表

活动能力	权重	得分	睡眠状况	权重	得分
步态异常/假肢	3		多醒	1	

续表

活动能力	权重	得分	睡眠状况	权重	得分
行走需要辅助设施	3		失眠	1	
行走需要旁人帮助	3		夜游症	1	
跌倒史	权重	得分	用药史	权重	得分
有跌倒史	2		糖尿病用药	1	
因跌倒住院	3		心血管病用药	1	
精神状态	权重	得分	癫痫用药	1	
谵妄	3		戒断治疗用药	1	
痴呆	3		降压用药	1	
兴奋/行为异常	2		镇静、催眠用药	1	
意识恍惚	3		麻醉用药	1	
自控能力	权重	得分	其他用药	1	
大便/小便失禁	1		相关病史	权重	得分
大便/小便频率增加	1		神经类疾病	1	
留置导尿	1		骨质疏松	1	
感觉障碍	权重	得分	骨折	1	
视力障碍	1		低血压	1	
听力障碍	1		药物/乙醇依赖	1	
感觉性失语	1		缺氧	1	
其他情况	1		年龄	权重	得分
			80岁及以上	3	
得分合计:		结果评定:		时间:	
医疗部主任签字:		生活部主任签字:		护理员签字:	家属知情签字:

说明:

1. 本表用于老年人入院和阶段评估。
2. 评分标准: 1~2分为低度危险, 3~9分为中度危险, 10分及以上为高度危险。
3. 评分结果应及时通知家属, 以取得家属的理解和配合。

3. 坠床

坠床的原因有：近一年有不明原因跌倒史、意识障碍、视力障碍、听力障碍、睡眠障碍、肢体活动障碍（如偏瘫、活动不便等）、年龄大于65岁、直立性低血压、服用影响意识和活动的药物、谵妄、焦虑、烦躁、床上端坐位及半卧位等。护理员应注意观察，提前预防，加强照护。

4. 坏疽

坏疽是糖尿病老年人最严重的并发症之一，主要表现为肢体末端如脚趾等发黑。一旦发生坏疽，患者死亡率较高，应该引起重视。

在照护过程中，针对糖尿病老年人，护理员要加强观察，发现局部组织颜色改变，出现皮肤瘀黑，要警惕坏疽发生，应及时报告医生并通知家属做好心理准备。

5. 猝死

老年人猝死的主要类型有：中风性猝死、窒息性猝死、心源性猝死等。面对患有严重心血管疾病及慢性阻塞性肺疾病的老年人，护理员和家属要高度重视，预防猝死问题。

学习单元四　老年人照护记录

一、常用观察照护记录

1. 老年人身体情况记录（见表 2-8）

表 2-8　老年人身体情况记录表

姓名：　　　　　性别：　　　　　年龄：
房间：　　　　　床号：　　　　　时间：　年　月　日

序号	项目	情况					
1	体温	正常	低热	中热	高热	超高热	低于正常
2	脉搏	正常	过速	过缓	不齐	房颤	
3	呼吸	正常	急促	缓慢	不规则		
4	血压	正常	高	低			
5	体型	正常	消瘦	肥胖			
6	意识	正常	模糊	谵妄	昏睡	浅昏迷	深昏迷
7	面容	正常	急性	慢性	贫血	甲亢	水肿	面具	病危
8	视力	正常	降低	失明			
9	听力	正常	降低	失聪			

续表

序号	项目	情况						
10	语言	正常	不清	失语	答非所问			
11	体位	自主	仰卧位	俯卧位	侧卧位	坐位	变换位	
12	姿势	正常	驼背	捧腹				
13	步态	正常	蹒跚	醉酒	慌张	跨阈	失调	
14	皮肤	正常	脱屑	抓痕	皮疹	水肿	紫癜	压疮
15	四肢	正常	偏瘫	全瘫	截瘫	震颤	强直	骨折
16	体味	正常	酒味	烂苹果味	氨味			
17	坏疽	无	脚趾	脚	下肢			
备注:								

护理员签字：   家属知情签字：

照护主任签字：

    年　月　日　　　　　年　月　日

2. 老年人心理情况记录（见表2-9）

表2-9　老年人心理情况记录表

姓名：　　　　　性别：　　　　　年龄：
房间：　　　　　床号：　　　　　时间：　　年　月　日

正常	失落	孤独	抑郁	焦虑	恐惧	敌对	健忘	其他

备注：

护理员签字：   家属知情签字：

照护主任签字：

    年　月　日　　　　　　　　　　年　月　日

注意事项

※ 老年人身体及心理情况观察可以作为入院评估或日常观察应用，要根据老年人情况，实事求是填写观察照护记录表。
※ 对老年人进行评估观察的结果，可以作为护理级别评定参考。
※ 对老年人的症状表现或表格中没有的内容，可以在备注栏中加以说明或填写。
※ 对表格中涉及的医疗问题，要及时报告医护人员，请其帮助填写并签字。
※ 所有观察照护记录表，一律存档备查。

二、常用日常照护记录

1. 常用日常照护计划（见表 2-10）

表 2-10 常用日常照护计划表

姓名：　　　　　　　性别：　　　　　　　年龄：
房间：　　　　　　　床号：　　　　　　　时间：　　年　月　日

序号	项目	内容
1	进食	普食　软食　半流质　流质　自主　送床前　喂饭　鼻饲　餐次（　）
2	大便	自主　协助　用便器　开塞露排便　人工取便
3	小便	自主　协助　用便器　用一次性护理垫　用纸尿裤　留置导尿
4	洗漱	自主　协助　面部清洁　手脚清洁　口腔清洁　会阴部清洁

续表

序号	项目	内容
5	修饰	自主　协助　剃胡须　梳头发
6	穿衣	自主　协助
7	行走	自主　协助　搀扶　拐杖　其他助行器
8	床椅转移	自主　协助
9	床上移动	自主　协助　翻身　肢体活动 叩背、排痰（　）次/小时
10	睡眠	自主　协助　床档　安全约束
11	洗衣	自主　协助
12	洗澡	自主　协助　床上擦浴　洗澡间淋浴　床上盆浴
13	床单位卫生	自主　协助
14	服药	自主　协助　床边协助服药　研磨后鼻饲
15	打电话	自主　协助
16	上下楼	自主　协助　搀扶　搬抬
17	户外活动	自主　协助　搀扶　轮椅
18	购物	自主　协助　家属购物　代替家属购物
19	会客	自主　协助　家属会客　代替家属会客
20	输液	自主　协助　家属陪床　护理员陪床

备注：

护理员签字：　　　　　　　家属知情签字：
照护主任签字：
　　　　年　月　日　　　　　　　　　　　　　年　月　日

2. 饮食照护记录（见表2-11）

表2-11 饮食照护记录表

姓名： 性别： 年龄： 房间： 床号：

饮食种类：普食 软食 半流质 流质

进餐次数：3 4 5 6 7

日期	进餐情况					
	早餐	加餐	午餐	加餐	晚餐	加餐

照护主任签字： 护理员签字：

3. 翻身照护记录（见表2-12）

表2-12 翻身照护记录表

姓名： 性别： 年龄： 房间： 床号：

日期	1点	3点	5点	7点	9点	11点	13点	15点	17点	19点	21点	23点
	左	右	平	左	右	平	左	右	平	左	右	平

照护主任签字： 护理员签字：

4. 大便照护记录（见表2-13）

表2-13　大便照护记录表

姓名：　　　性别：　　　年龄：　　　房间：　　　床号：

日期	正常	稀便	失禁	干结	人工排便	次数

照护主任签字：　　　　　　护理员签字：

5. 小便照护记录（见表2-14）

表2-14　小便照护记录表

姓名：　　　性别：　　　年龄：　　　房间：　　　床号：

日期	正常	浑浊	脓尿	血尿	留置导尿	按摩排尿	次数

照护主任签字：　　　　　　护理员签字：

6. 卫生照护记录（见表2-15）

表2-15　卫生照护记录表

姓名：　　　性别：　　　年龄：　　　房间：　　　床号：

日期	洗头	洗脸	洗手	洗脚	清理口腔	擦腋窝	擦会阴部	洗澡	洗衣	换被罩	换床单	晒被

照护主任签字：　　　　　　护理员签字：

7. 特殊照护记录（见表2-16）

表2-16 特殊照护记录表

姓名：　　　性别：　　　年龄：　　　房间：　　　床号：

日期	吸氧	吸痰	鼻饲	换尿管	压疮护理	换药	输液陪护	其他

照护主任签字：　　　　　　　　　　护理员签字：

8. 特殊情况家属知情记录（见表2-17）

表2-17 特殊情况家属知情记录表

姓名：　　　性别：　　　年龄：　　　房间：　　　床号：

老年人近期特殊表现	
希望家属知情并做到	
老年人近期特殊要求	
希望家属知情并做到	

照护主任签字：　　　　　　　　家属知情签字：
护理员签字：
　　　　　　年　月　日　　　　　　　　　　年　月　日

注意事项

※ 老年人日常照护记录不仅用于记录老年人日常情况，也是考核护理员工作量和工作质量的依据，护理员必须认真对待，仔细填写。

※ 所有日常照护记录表，一律存档备查。

※ 以上日常照护记录表格仅供参考，护理员可以根据老年人需求制定有针对性的日常照护记录表格。

模块 三
安全卫生、环境防护知识

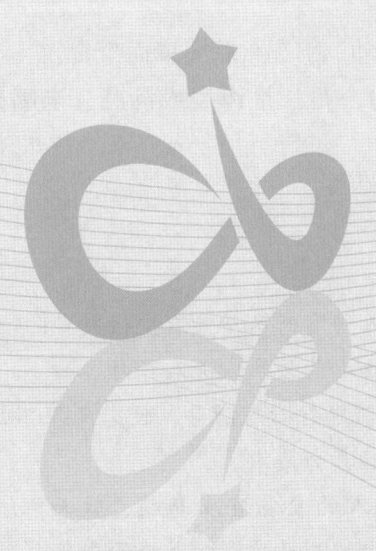

学习单元一　老年人常见意外风险防范

一、预防噎食

噎食的常见原因有：

1. 老龄化引起神经反射活动衰退，咀嚼功能不良，消化功能降低，唾液分泌减少，导致吞咽障碍而噎食。
2. 脑血管病变使老年人的吞咽肌群互不协调，造成吞咽动作不协调而噎食。
3. 进餐时情绪激动，引起食管痉挛而噎食。
4. 进食大块食物，尤其是肉类或汤圆，未嚼碎食物就吞咽而噎食。
5. 进餐过快引起噎食。

> **预防措施**
>
> ※ 体位合适。老年人进餐时尽量采取坐位或半卧位，做到胃部不受压迫，使食物由食管较快地进入胃内。
> ※ 心情平静。进餐前进行心理疏导，使老年人不忧虑、不急躁，保持心情舒畅，注意力集中。
> ※ 食物软烂。老年人的食物宜少而精、软而烂。避免进食生、冷、粗、硬的食物。对于吃稀食易呛的老年人，应把食物加工成糊状进行喂食。
> ※ 细嚼慢咽。不要催促老年人吃饭，要让老年人细嚼慢咽。肉类、

汤圆等食品要分割成小块让老年人慢慢进食，进食时每口食物不宜过多。

※ 适当喝水。为老年人准备水或稀粥，在进餐的过程中，不时地给老年人喂一口，以缓解老年人因唾液分泌不足而发生咀嚼困难或吞咽困难。

二、预防食物、药物误食

食物、药物误食的常见原因有：

1. 老年人听力减弱，无法正确听取医生或护理员的指示，从而错误地使用药物或摄入不适合的食物。

2. 老年人因记忆问题而忘记已经服用了药物或已经摄入了某种食物，然后错误地再次服用。

3. 老年人因认知功能下降而难以准确判断食物、药物的类型、用途和服用方法。

4. 老年人视力减退，难以辨认标签、颜色或形状，从而误食食物、药物。

预防措施

※ 将有毒、有害或不适合老年人的食物存放在老年人不易触及的地方。

※ 确保药物标签清晰可读，使用大号字体，并包含易于理解的指示。

※ 帮助老年人分装药物，使用不同的药盒用以区分不同类型的药物。

※ 与医护人员保持沟通，了解药物的正确用法和可能的副作用。

三、预防烫伤

烫伤的常见原因有：

1. 为老年人用热水袋或热宝取暖时，长时间放置于一个部位，使局部慢性受热，造成烫伤。

2. 为老年人泡脚时，泡脚水过热造成烫伤。

3. 为老年人沐浴时，洗澡水过热造成烫伤。

4. 老年人使用暖水瓶，因活动不便或臂力不足，将热水洒在身上造成烫伤。

5. 老年人打翻热水或热饭，造成烫伤。

6. 为老年人拔罐或艾灸时，操作不当造成烫伤。

7. 老年人躺在床上吸烟，引燃被褥造成烫伤。

8. 老年糖尿病患者由于皮肤老化、变薄、脆性增大、感觉迟钝等原因，容易发生烫伤。

预防措施

※ 在使用热水袋时，盛水应不多于3/4，拧好盖子，确定热水袋无漏水、无破裂，加上袋套，方可使用，使用过程中加强巡视。

※ 为老年人泡脚时，水温维持在45摄氏度左右（糖尿病病人水温在40摄氏度左右）即可。

※ 为老年人沐浴时，要先放冷水，再加热水调节水温，测试水温在42摄氏度左右后再冲洗老年人身体。

※ 活动不便或臂力不足的老年人，身旁禁止放置暖水瓶，所用开水由护理员定时帮助解决。

※ 在老年人面前摆放的开水或饭菜，温度应保持在45摄氏度左右。护理员打开水或端热饭菜时要避开老年人。

※ 严禁老年人在床上吸烟，避免引燃被褥造成烫伤，更要避免引起火灾。
※ 严格控制糖尿病老年人的取暖和用热水温度。

四、预防跌倒

跌倒的常见原因有：大脑反应迟缓、姿势控制力降低、肢体协调减弱、心脑血管病变、药物因素、环境因素等。

预防措施

※ 衣服合适。老年人穿的衣、裤、鞋不宜过大，裤腿不能太长；尽量不穿拖鞋，应穿合脚的布鞋或鞋底带有花纹的防滑鞋。
※ 环境适宜。老年人的住所尽量减少台阶、门槛；家具尽量靠墙放，不轻易改变位置；经常活动的地方应保持明亮，不堆放杂物；日常用品放在随手能拿到的地方；经过的地面保持干燥；卫生间应装坐便器和扶手；淋浴时，要让老年人坐在防滑的椅子上；盆浴时，浴盆不宜过高，盆口离地不应超过50厘米，盆底要放置防滑垫；注意帮助老年人熟悉环境，加深对环境方位、布局和设施的记忆。
※ 进行活动训练。训练老年人在行动前先坐稳，再站稳，然后再起步行走。
※ 陪伴活动。如果夜尿较频，护理员应提前将排便所需物品放在老年人床边，以便老年人就近使用。老年人下床或上厕所时，一定要有人陪伴。小碎步态老年人行走时，必须有人搀扶或提供助行器。

五、预防坠床

坠床的常见原因有：意识障碍的老年人，因为躁动不安，在自主或不自主的活动中坠床；在护理过程中，因翻身不当造成老年人坠床。

> **预防措施**
>
> ※ 加强防范。为意识障碍老年人加床档，或者在床旁用椅子挡护，对翻身幅度较大的老年人，必要时在两侧床档上拴保险带以预防坠床。
> ※ 加强巡视。老年人睡眠时，护理员也要经常巡视，发现睡眠中的老年人靠近床沿时，要及时挡护，必要时为老年人向床内侧翻身，防止老年人坠床摔伤。
> ※ 加强协作。对体重较重、身材较高的老年人进行翻身或转移护理时，最好由两人协作完成。

六、预防走失

走失的常见原因有：老年失智症患者因智力和判断力减退而走失；老年人与家庭成员或护理员发生矛盾，离家（院）出走。

> **预防措施**
>
> ※ 作为护理员，不仅要让老年人生活无忧，而且要让老年人精神愉快，平时多向老年人嘘寒问暖，与他们交流谈心，让老年人感到温暖、亲近和依赖。

※ 为老年人制作一张身份卡。上面写老年人姓名、住址、联系电话，缝在老年人的外套上。

※ 保留老年人最近照片，万一发现老年人走失，立即组织寻找或报警。

学习单元二　老年人急救常识

一、呼吸心搏骤停急救

利用胸外心脏按压及人工呼吸，使血液可以携带氧气到脑部和心脏，以维持生命。

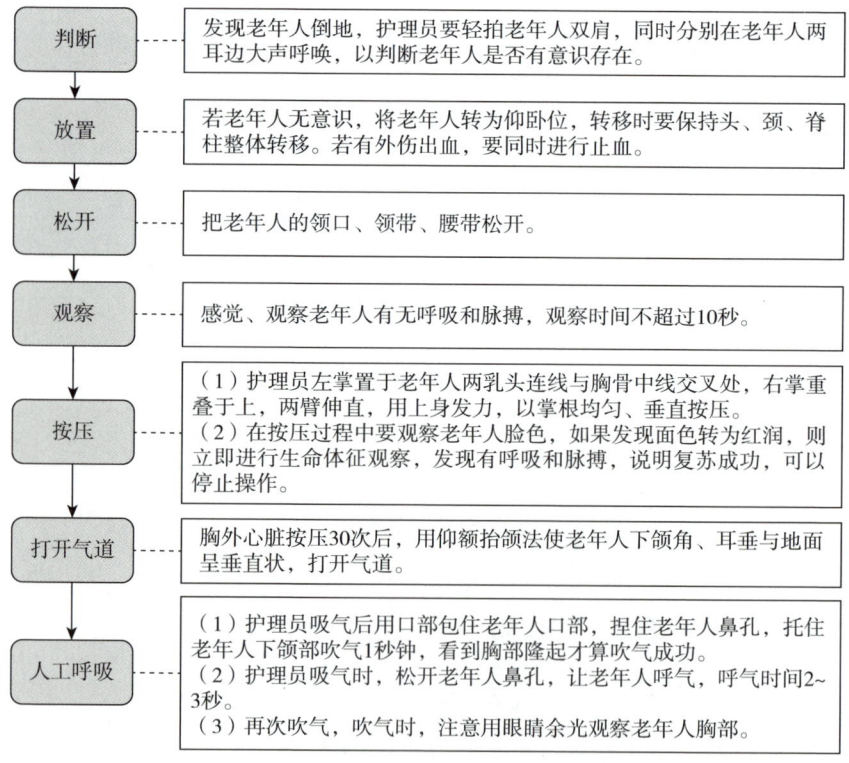

判断	发现老年人倒地，护理员要轻拍老年人双肩，同时分别在老年人两耳边大声呼唤，以判断老年人是否有意识存在。
放置	若老年人无意识，将老年人转为仰卧位，转移时要保持头、颈、脊柱整体转移。若有外伤出血，要同时进行止血。
松开	把老年人的领口、领带、腰带松开。
观察	感觉、观察老年人有无呼吸和脉搏，观察时间不超过10秒。
按压	（1）护理员左掌置于老年人两乳头连线与胸骨中线交叉处，右掌重叠于上，两臂伸直，用上身发力，以掌根均匀、垂直按压。 （2）在按压过程中要观察老年人脸色，如果发现面色转为红润，则立即进行生命体征观察，发现有呼吸和脉搏，说明复苏成功，可以停止操作。
打开气道	胸外心脏按压30次后，用仰额抬颌法使老年人下颌角、耳垂与地面呈垂直状，打开气道。
人工呼吸	（1）护理员吸气后用口部包住老年人口部，捏住老年人鼻孔，托住老年人下颌部吹气1秒钟，看到胸部隆起才算吹气成功。 （2）护理员吸气时，松开老年人鼻孔，让老年人呼气，呼气时间2~3秒。 （3）再次吹气，吹气时，注意用眼睛余光观察老年人胸部。

模块三 | 安全卫生、环境防护知识

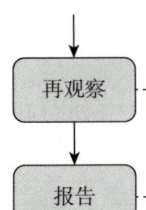

| 再观察 | （1）按照胸外心脏按压与人工呼吸比例30:2连续做5个循环后，再次观察或测量老年人呼吸、脉搏、体温、血压等。
（2）如果复苏成功，恢复右侧卧位，继续观察，等待医护人员到来。如果复苏不成功，继续以上操作，直到医护人员到来。 |

| 报告 | 医护人员到达现场后，护理员向医护人员汇报病情，将老年人交给医护人员。 |

 关键点

※ 胸外心脏按压的频率。按压频率为每分钟至少100次，但少于120次。

※ 胸外心脏按压的深度。按压深度为胸骨下陷至少5厘米，但不大于6厘米。

小贴士

※ 人的心脏停搏3秒后出现头晕，停搏10秒后出现昏厥，停搏30~40秒后瞳孔散大，停搏60秒后呼吸停止、大小便失禁，停搏4~6分钟后大脑发生不可逆的损伤。救护人员要珍惜4分钟的黄金时间，分秒必争，进行抢救。

注意事项

※ 就地抢救同时呼叫急救中心（120），抢救不中断。

※ 如老年人呼吸心搏骤停时仰卧在床，护理员要立即站在老年人右侧，两腿分开同肩宽，两腿之间对准老年人右肩部，俯身判断老年人无意识、无呼吸、无脉搏后，立即为老年人撤去枕头，并垫于双脚下，身体下垫按压板后，再进行呼吸心搏骤停急救。

二、噎食急救

在进食过程中,食团堵塞于老年人咽部或食管第一狭窄处引起噎食。一旦发现噎食,应分秒必争,立即急救。

操作步骤	
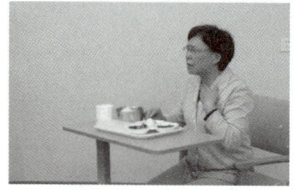 **步骤 1** 识别噎食症状,如老年人突然停止进食、惊慌、张口、手抓喉部、不能说话等。	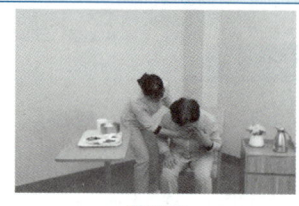 **步骤 2** 解开老年人衣领,使老年人头胸部前倾,头低于胸部水平。护理员一手放置于老年人胸腹部,另一手掌根部急促拍击老年人背部4～6次。
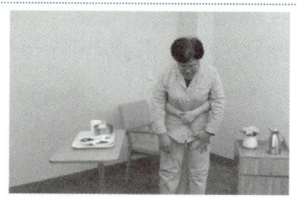 **步骤 3** 立即站在老年人背后,双臂环绕老年人。	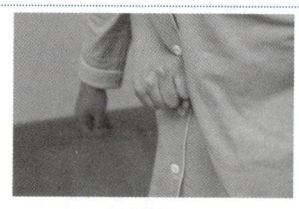 **步骤 4** 一手握拳,使拇指关节突出点顶住老年人腹部正中线脐上部位。
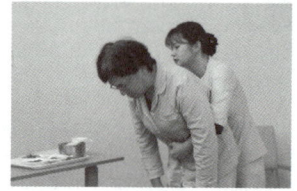 **步骤 5** 另一手手掌压在拳头上,连续快速向内、向上推压冲击6～10次,使食团冲出气道。	

模块三 | 安全卫生、环境防护知识

注意事项

※ 就地现场施救。
※ 急救的同时进行呼救。
※ 腹部冲击用力要适当，防止造成损伤。
※ 疑有内脏损伤者要及时就医处理。
※ 重在预防。老年人进食不要过急，应小口进食，细嚼慢咽，食物宜细软。为老年人喂食时，固体、流质食物宜交替喂入。

 扫码看视频

 噎食急救

三、烫伤急救

正确评估老年人烫伤等级，正确处理伤口，避免二次损伤。

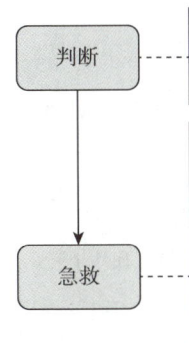

判断
（1）一度烫伤。红斑性，皮肤变红。
（2）二度烫伤。水疱性，患处产生水疱。
（3）三度烫伤。坏死性，皮肤剥落。

急救
（1）一度烫伤
1）烫伤部位在手足处，立即浸泡于冷水中进行冷却治疗。
2）烫伤部位在非手足处，进行冷却治疗时，用毛巾覆盖受伤部位，再在毛巾上浇冷水，或用毛巾包裹冰块进行冷敷。
（2）二度烫伤
1）伤处皮肤水疱未破，按一度烫伤进行冷却治疗。
2）伤处皮肤水疱已破，可用无菌纱布或干净手帕、毛巾包裹冰块，冷敷伤处周围，不可浸泡伤处，以防感染。
（3）三度烫伤
1）立即报告医护人员。
2）在医护人员指导下进行急救。

> **小贴士**
>
> ※ 冷却治疗越及时、水温越低，效果越好，但不能低于5摄氏度，以免冻伤。在一般情况下，用水龙头水即可。冷却治疗时间为20～30分钟。

注意事项

※ 发现老年人烫伤不要惊慌、喊叫，避免引起老年人恐惧。也不要急于为老年人脱掉贴身衣服，而应迅速用冷水冲洗，冷却后小心脱去，以免撕破烫伤后形成的水疱。
※ 冷却治疗期间要为老年人采取保暖措施，以免受凉。
※ 冷却治疗后要注意保持创面清洁和干燥，避免再次浸水。
※ 烫伤后用药要在医护人员指导下进行。不要随便在局部涂抹牙膏、酱油、酒精等，因为这不但没有治疗效果，反而会引起感染、刺激或影响医护人员诊断。

四、外伤出血急救

由于衰弱或疾病，老年人活动时容易发生跌倒，导致外伤出血。护理员应掌握基本止血急救知识，及时救护。

判断	（1）内出血。受伤后体表看不到出血，但可以出现面色苍白、脉搏细数、四肢冰凉、全身大汗、呼吸浅数、精神萎靡、血压下降、休克等症状。 （2）外出血 1）动脉出血。血色鲜红，呈喷射状，与脉搏节律相同。 2）静脉出血。血色暗红，出血如泉涌状或徐徐外流。 3）毛细血管出血。血色鲜红，从伤口缓慢渗出。

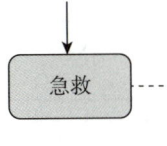

急救
- （1）内出血。不要轻易搬动老年人，应立即呼叫医护人员或拨打"120"急救电话。
- （2）外出血
  1）指压止血法。
  2）加压包扎止血法。
  3）止血带止血法。

小贴士

※ 指压止血法。用手指压迫伤口近心端动脉血管于骨表面，时间不宜过长，指压部位正确。

※ 加压包扎止血法。用无菌纱布，或就地取用清洁的毛巾、衣物等覆盖伤口，用绷带或三角巾等加压包扎。

※ 止血带止血法。用止血带环扎伤口的近心端止血。

注意事项

※ 固定异物。如果遇到伤口处有刀具或木刺等异物时，可以用纱布或其他布类卷成卷在异物四周环形固定，然后再加压包扎。

※ 避免取出异物。注意不要将异物拔出，避免造成更大的出血。

五、跌倒骨折急救

老年人的骨质疏松，跌倒或牵拉四肢容易造成骨折。一旦发生骨折，护理员应在医护人员指导下采取正确措施进行初步急救。

判断 —— 观察老年人意识是否清楚，呼吸是否通畅，是否有出血存在。

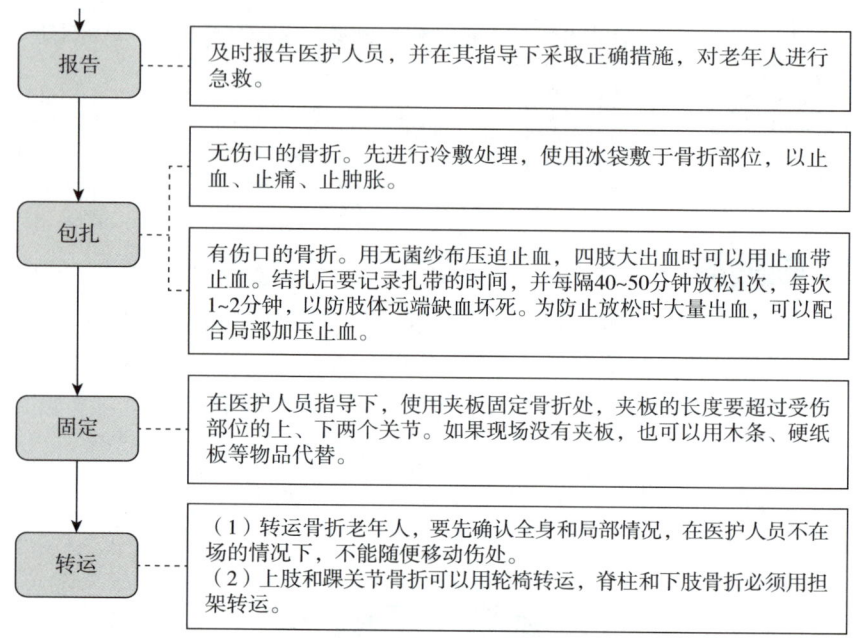

注意事项

※ 发现老年人跌倒骨折，要保持镇静，不要轻易移动老年人。
※ 骨折部位禁止进行按摩、揉捏、热敷等处理。
※ 固定不可过紧或过松，夹板和皮肤之间、患肢和健肢之间可以垫棉花或小软垫，以加强固定，避免损伤。
※ 转运必须在医护人员指导下进行，避免造成二次伤害。

六、中暑急救

最高气温超过35摄氏度的天气，容易造成老年人中暑。

模块三 | 安全卫生、环境防护知识

准备
(1)提前配备空调、风扇等降温设备,及时提供冰块、绿豆汤等降温用品及食品。
(2)加强居室通风换气,及时掌握老年人身体情况,为老年人充分补充水分。

急救
护理员要加强巡视,及时发现有中暑现象的老年人。及时进行通风降温,并立即报告医护人员,在医护人员指导下对老年人采取急救措施,并准确记录急救全过程,及时通知老年人家属。

(1)发现老年人中暑,应立即让老年人到阴凉通风处躺下休息,并解开衣服,抬高双脚。可以用湿毛巾冷敷老年人额头,或用冷水擦拭全身,用扇子或风扇吹风。
(2)当老年人体温降至38摄氏度以下的时候,停止吹风、冷敷等强制性降温方法。
(3)老年人清醒后,为其补充含盐或小苏打的清凉饮品。
(4)发现老年人意识丧失或呼吸停止,及时采取正确的方法进行呼吸心搏骤停急救,并立即呼叫医护人员抢救。

注意事项

※ 禁止空调或风扇直吹,避免骤热骤冷引起老年人感冒。
※ 补充水分应少量勤喝,避免引起腹胀、腹痛、呕吐、恶心等症状。

学习单元三　老年人卫生防护知识

一、老年人个人及环境卫生防护

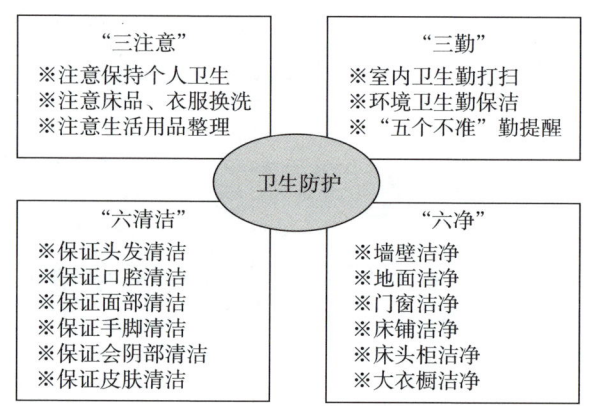

> **小贴士**
>
> ※ "五个不准"。不准随地吐痰、不准乱放杂物、不准随地大小便、不准乱泼脏水、不准乱倒垃圾。

二、环境及物品清洁消毒

老年人身体机能日益下降，身体抵抗力随之下降，容易发生各种感染。加强消毒防护，对老年人居住的环境、使用的物品进行清洁，可以有效减少感染的发生，提高老年人生活质量。

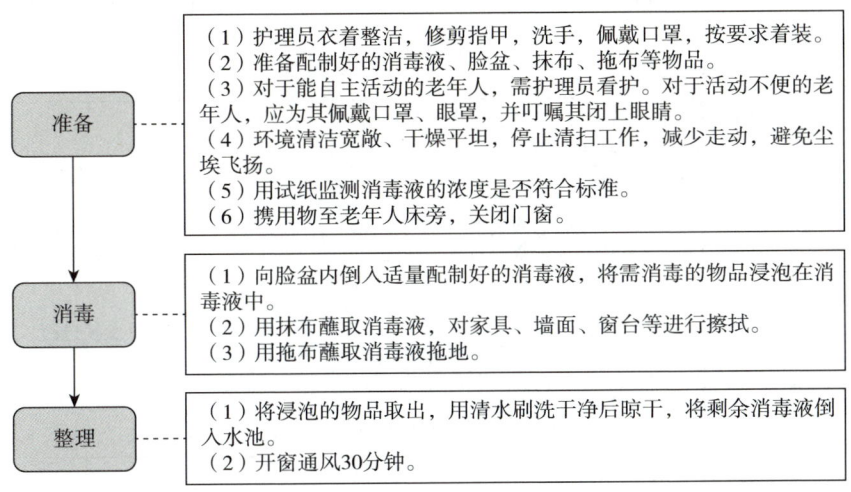

准备
(1) 护理员衣着整洁，修剪指甲，洗手，佩戴口罩，按要求着装。
(2) 准备配制好的消毒液、脸盆、抹布、拖布等物品。
(3) 对于能自主活动的老年人，需护理员看护。对于活动不便的老年人，应为其佩戴口罩、眼罩，并叮嘱其闭上眼睛。
(4) 环境清洁宽敞、干燥平坦，停止清扫工作，减少走动，避免尘埃飞扬。
(5) 用试纸监测消毒液的浓度是否符合标准。
(6) 携用物至老年人床旁，关闭门窗。

消毒
(1) 向脸盆内倒入适量配制好的消毒液，将需消毒的物品浸泡在消毒液中。
(2) 用抹布蘸取消毒液，对家具、墙面、窗台等进行擦拭。
(3) 用拖布蘸取消毒液拖地。

整理
(1) 将浸泡的物品取出，用清水刷洗干净后晾干，将剩余消毒液倒入水池。
(2) 开窗通风30分钟。

注意事项

※ 消毒地面前，应将老年人安置于床上或沙发上，并叮嘱其勿走动，防止滑倒。

※ 在配制消毒液之前，应备好所需容器、含氯消毒片（液）、手套、口罩、量杯等。

※ 由于消毒液原液有刺激性和腐蚀性，所以配制时应戴口罩和手套。

※ 消毒液对金属有腐蚀作用，对织物有漂白作用，故不宜用于金属制品、有色衣服的消毒。

※ 为保证消毒效果，消毒液尽量现用现配，并保存于密闭容器内，置于阴凉、干燥、通风处。

三、手部清洁

手部清洁可以防止将外界细菌、病毒传染给老年人,有效降低感染率。

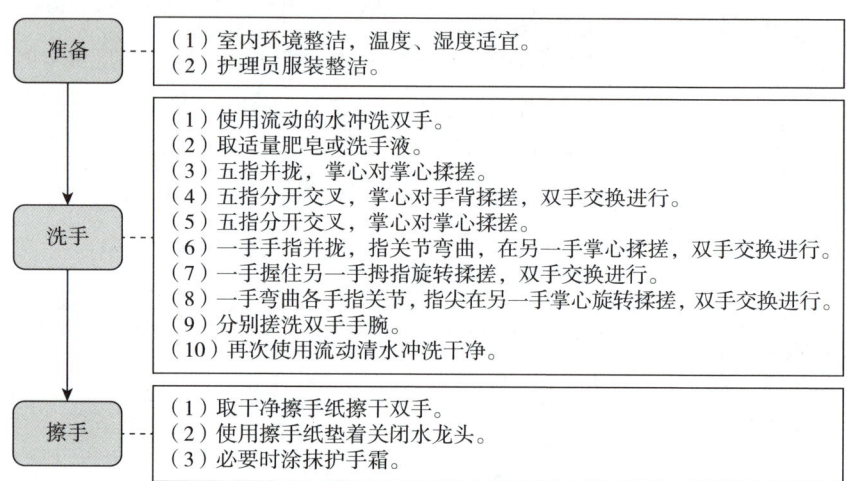

准备
(1)室内环境整洁,温度、湿度适宜。
(2)护理员服装整洁。

洗手
(1)使用流动的水冲洗双手。
(2)取适量肥皂或洗手液。
(3)五指并拢,掌心对掌心揉搓。
(4)五指分开交叉,掌心对手背揉搓,双手交换进行。
(5)五指分开交叉,掌心对掌心揉搓。
(6)一手手指并拢,指关节弯曲,在另一手掌心揉搓,双手交换进行。
(7)一手握住另一手拇指旋转揉搓,双手交换进行。
(8)一手弯曲各手指关节,指尖在另一手掌心旋转揉搓,双手交换进行。
(9)分别搓洗双手手腕。
(10)再次使用流动清水冲洗干净。

擦手
(1)取干净擦手纸擦干双手。
(2)使用擦手纸垫着关闭水龙头。
(3)必要时涂抹护手霜。

关键点

※ 进行手部清洁有5个关键时间点:接触老年人前,清洁、无菌操作前,接触老年人后,接触老年人血液、体液后,接触老年人周围环境后。

注意事项

※ 手部不能佩戴戒指等饰品。

※ 冲洗时指尖应向下。

※ 注意洗净指尖、指缝、拇指、指关节等处。

※ 注意调节水的流量，避免溅湿污染环境及衣物。
※ 揉搓时应按手指皮肤的纹路揉搓。

四、对感染老年人进行床旁隔离

为避免感染他人，对特殊感染或感染耐药菌的老年人进行隔离。

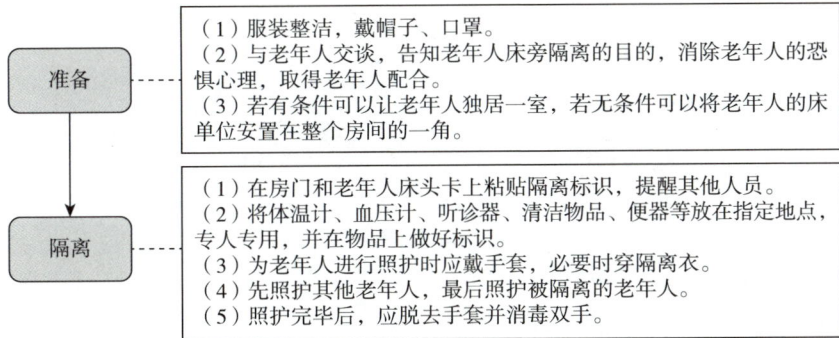

准备
（1）服装整洁，戴帽子、口罩。
（2）与老年人交谈，告知老年人床旁隔离的目的，消除老年人的恐惧心理，取得老年人配合。
（3）若有条件可以让老年人独居一室，若无条件可以将老年人的床单位安置在整个房间的一角。

隔离
（1）在房门和老年人床头卡上粘贴隔离标识，提醒其他人员。
（2）将体温计、血压计、听诊器、清洁物品、便器等放在指定地点，专人专用，并在物品上做好标识。
（3）为老年人进行照护时应戴手套，必要时穿隔离衣。
（4）先照护其他老年人，最后照护被隔离的老年人。
（5）照护完毕后，应脱去手套并消毒双手。

注意事项

※ 每天按要求对使用的物品进行消毒。
※ 叮嘱家属在探望老年人前后应洗手。
※ 要尊重被隔离的老年人。

床旁隔离要求

※ 床单位安置在整个房间的一角，床间距离宜不小于1.5米，若小于1.5米应用屏风隔开。

※ 已感染的老年人及其家属应避免与其他老年人接触。
※ 将感染同一种耐药菌的老年人安排在同一居室内。
※ 床旁应有消毒设施和专用医疗器械。医护人员及护理员接触老年人后,必须消毒双手。
※ 隔离结束后,应对老年人居住过的房间进行通风换气和全面消毒。

学习单元四　老年人环境安全保护常识

一、居室设置要求

1. 高度与通风

室内净高不应低于 2.8 米，并应有自然通风。

2. 日照与采光

为了保证老年人居室自然光线充足，窗户的有效面积和房间地面面积之比不应小于 1∶15。

二、卫生间设置要求

1. 为老年人设计独立卫生间，选择防滑地砖和符合无障碍设计的白色洁具。
2. 卫生间进出口要通畅并安装夜灯，以方便老年人如厕。
3. 卫生间的门最好是推拉式。
4. 坐便器高度要比普通坐便器高出 2～3 厘米，坐便器旁边要安装水平和竖直的扶手。

三、浴室设置要求（见表 3-1）

表 3-1　浴室设置要求

设置	要求
淋浴	◎ 淋浴喷头边侧设置水平和竖直的扶手，供老年人抓扶 ◎ 淋浴开关应便于老年人施力 ◎ 如果有冷热水混合式开关，冷热水应有明显、清晰的标志，并做到高温限制，避免烫伤
浴盆	◎ 浴盆壁要有合适倾角，便于倚靠 ◎ 浴盆边设置坐台或坐凳，高度要与轮椅坐面等高，宽度应在 40 厘米以上 ◎ 浴盆内要有扶手，供老年人出入浴盆或转换坐姿、站姿 ◎ 浴盆底部应设防滑垫，避免老年人滑倒发生意外
洗手台	◎ 洗手台应尽量宽大 ◎ 洗手台距离地面为 65～70 厘米 ◎ 使用贴墙式的落水管，空出台面下方空间，方便轮椅进出、开关台面水龙头、取物 ◎ 洗手台两侧要安装扶手
更衣区	◎ 更衣区宜设在靠近洗浴区域的干湿区转换处，与如厕区、盥洗区结合 ◎ 保证衣物免受水汽浸湿，洁、污衣物分开存放
照明与救援	◎ 浴室的光线要明亮，最好选择白色 LED 灯 ◎ 要在浴室安装紧急救援系统按钮，发生意外时，可以呼叫救援
其他	◎ 浴室的空间要宽敞，至少能容纳两个人 ◎ 浴室内要有扶手、防滑垫等设施，浴室进出口处地面无障碍，可以设置软质挡水条，以方便轮椅进出 ◎ 浴室内准备坚固、防滑、高矮适度的洗澡椅 ◎ 浴室内的隔断不宜做到顶，便于新鲜空气流通，避免洗澡时发生缺氧

四、公共活动场所设置要求（见表 3-2）

表 3-2　公共活动场所设置要求

位置	设置要求
室外	◎ 活动场所应适当绿化，并具有良好的日照和通风 ◎ 活动场所应便于到达，并且视线通透 ◎ 动态活动区与静态活动区要有适当的距离
室内	◎ 要有无障碍设计，地面力求平坦 ◎ 出入口内外应留有不少于 1.5 米 ×1.5 米的轮椅回旋空间 ◎ 出入口设置轮椅坡道及扶手，扶手最好设置两层 ◎ 通过式走道净宽不宜小于 1.8 米 ◎ 走道两侧墙面离地 0.9 米和 0.65 米处设直径 4～5 厘米的圆杆横向扶手，扶手与墙表面间距为 4 厘米 ◎ 老年人使用的楼梯应采用有休息平台的直线形梯段 ◎ 台阶踏面选择防滑材料或者在外沿设置防滑槽、防滑带，防滑槽、防滑带不得高出踏面 ◎ 楼梯扶手不得间断，在楼梯出入口设置延长扶手 ◎ 护栏高度不得低于 1.1 米 ◎ 楼房尽量设置电梯，电梯空间大小要便于轮椅和担架进出

学习单元五 老年人食品安全知识

一、日常餐饮安全措施

1. 饮食有节

饮食要定时、定量,忌食无定时或饥饱无常。

2. 注意食品温度

进餐时食品温度保持在 45 摄氏度左右。要选便于测温的餐具,禁止使用双层隔热的餐具和水杯。

3. 严防病从口入

勤洗手;不喝生水,不喝存放时间过长的开水;不吃剩菜、剩饭、腐败变质的食品;冰箱内存放食品的时间不宜过长,再次食用前要充分加热;加工食品要生熟分开,餐具要定期消毒;食堂应保持环境清洁,消灭苍蝇、蟑螂,防止致病性微生物污染食品和餐具。

4. 杜绝"三无"食品

不买、不吃"三无"食品。

5. 杜绝"农残"食品

尽量选择绿色、符合时令的食品,避免"农残"果蔬。

二、服用保健食品的注意事项

注意事项

※ 避免盲目进食。依据保健食品功效有针对性地选择服用。

※ 保健食品不是药。保健食品只能保健不能治病,不可代替药物。

※ 不能代替食品。保健食品营养素不全面,要坚持正常饮食。

※ 选择正规厂家。一定要选择正规厂家生产的保健食品。要检查包装上是否有保健食品标志及保健食品批准文号,检查是否注明生产企业名称及其生产许可证编号。

※ 按说明书服用。按照说明书所述要求服用,禁止服用超过有效期或已变质的保健食品。

模块 四
生活照护

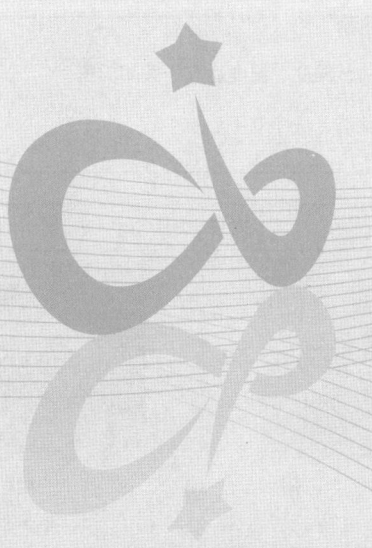

学习单元一　清洁照护

一、身体清洁

1. 为老年人卧位洗发

操作准备

※ 室内环境整洁，温度、湿度适宜，关闭门窗。
※ 老年人仰卧于床。
※ 护理员服装整洁，洗净双手。

操作步骤

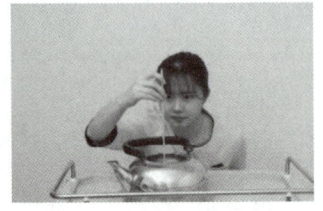

步骤 1

检查水温计的刻度是否清晰。将水温计垂直悬于水中，不可触底，待温度上升，视线与水银柱平齐。正确读取数值。水温在 38～42 摄氏度为宜。

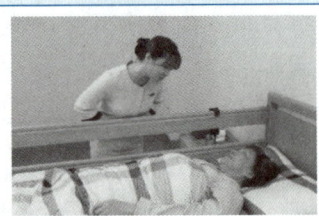

步骤 2

向老年人说明准备为其洗发，使其做好准备。

模块四 | 生活照护

操作步骤

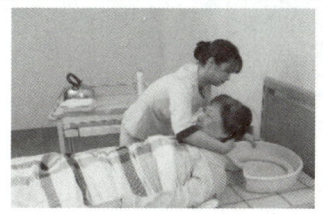

步骤 3

放下床档。一只手托起老年人头部，另一只手撤去枕头，放置洗发器，使老年人脖颈枕于洗发器凹槽上。洗发器排水管下接污水桶。在老年人颈肩部围上毛巾。

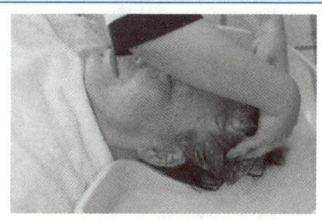

步骤 4

为老年人淋湿头发，涂抹适量洗发液。双手指腹揉搓头发的同时，按摩头皮，力度要适中。观察并询问老年人的感受，随时调整动作。揉搓完毕后，将洗发液冲洗干净。

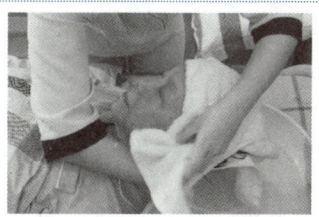

步骤 5

取下老年人颈肩部毛巾，擦干其面部水痕。用毛巾包裹老年人头部，擦干头发。必要时用吹风机吹干头发。

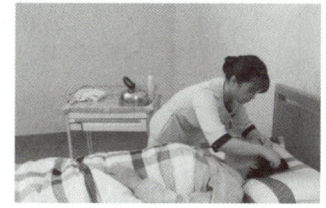

步骤 6

为老年人梳理头发。整理用物。

注意事项

※ 防止水流入眼、耳内或打湿被服。如果打湿被服应及时更换。
※ 洗发完毕，及时擦干头发，防止老年人着凉。

扫码看视频

为老年人卧位洗发

2. 协助老年人淋浴

操作准备

※ 室内环境整洁，放好洗澡椅。
※ 调节浴室温度为24~26摄氏度，关闭门窗。
※ 护理员更换短袖、短裤、防滑拖鞋，穿着防水围裙，洗净双手。

操作步骤

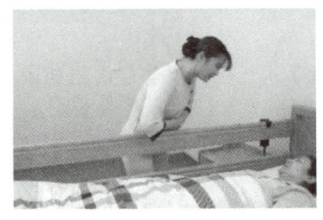	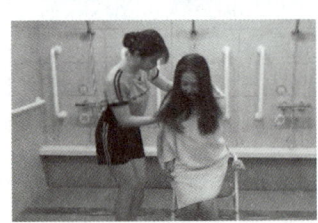
步骤1	步骤2
向老年人说明准备协助其淋浴，使其做好准备。	放下床档。掀开被子，扶老年人站起，为老年人穿上防滑拖鞋。扶老年人坐稳洗澡椅。调节水温，先开冷水开关，再开热水开关，由冷水向热水调节。

操作步骤

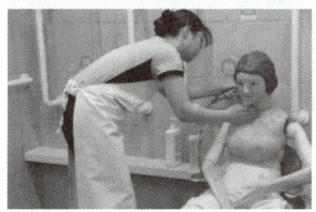

步骤3

手持淋浴喷头淋湿老年人身体。为老年人涂抹浴液，顺序为颈部、耳后、胸腹部、背部、四肢、会阴部、臀部、双足等。冲净浴液。

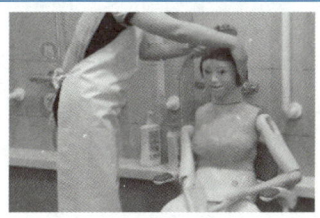

步骤4

叮嘱老年人身体靠紧椅背，头稍后仰。手持淋浴喷头淋湿老年人头发。涂抹洗发液，双手指腹揉搓头发，按摩头皮。用淋浴喷头将洗发液全部冲洗干净。

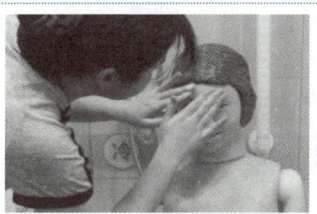

步骤5

取少量浴液涂抹面部。以手接水为老年人洗脸。用淋浴喷头将老年人全身冲洗干净。

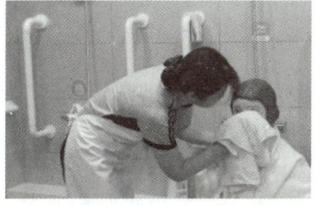

步骤6

用浴巾包裹老年人身体，用毛巾迅速为其擦干面部及头发，用浴巾为其擦干身体。协助老年人更换清洁的衣物。

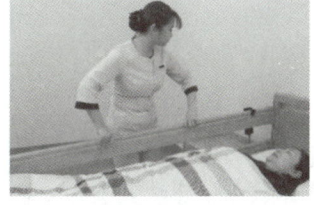

步骤7

搀扶或使用轮椅运送老年人回床休息，将床档复位。将用物放回原处，开窗通风，擦干浴室地面。清洗浴巾、毛巾及老年人换下的衣物。

注意事项

※ 老年人身体状况较好，可以单独淋浴时，浴室不要锁门，可以在门外把手上悬挂示意标牌，护理员要经常询问是否需要帮助。

※ 水温以 38～42 摄氏度为宜。水温不可过高，以免发生头晕等不适症状。

※ 老年人淋浴时间不可过长，在淋浴过程中护理员随时询问和观察老年人的反应。如果发现有不适迹象，则迅速结束操作，尽快告知医护人员。

※ 淋浴应安排在老年人进食 1 小时之后。

扫码看视频

协助老年人淋浴

3. 协助老年人盆浴

操作准备

※ 室内环境整洁。调节浴室温度为24~26摄氏度。
※ 关闭门窗，浴盆中放置防滑垫，放水至1/3~1/2满，水温为38~42摄氏度。
※ 护理员洗净双手，更换短袖、短裤、防滑拖鞋，穿着防水围裙。

操作步骤

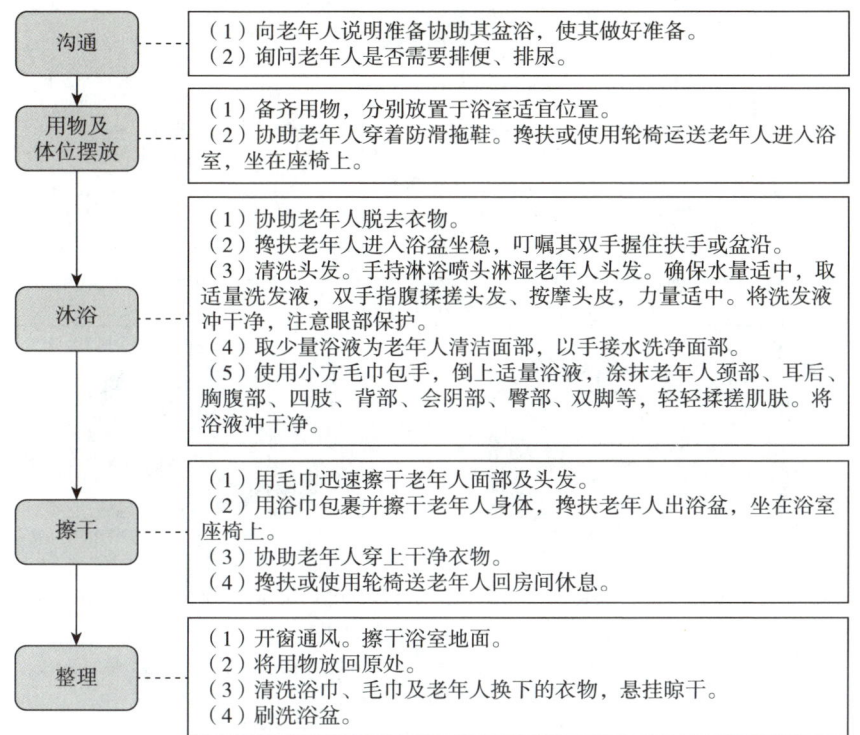

注意事项

※ 浴盆内应放置防滑垫,以防老年人身体下滑。

※ 老年人盆浴时间不可过长,水温不可过高,水量不可过多,以免引起不适。

※ 协助老年人盆浴时,应随时询问和观察老年人的反应,如果有不适,则应迅速结束操作,告知医护人员。

4. 为老年人床上擦浴

操作准备

※ 室内环境整洁，调节室温为24~26摄氏度。
※ 护理员服装整洁，洗净双手。

操作步骤

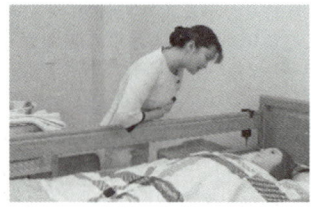

步骤 1

向老年人说明准备为其擦拭身体，使其做好准备。

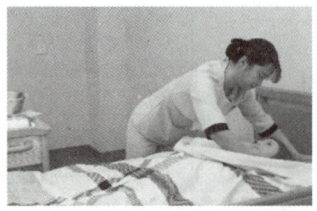

步骤 2

放下床档，协助老年人脱去衣物。将浴巾覆盖在枕巾及老年人胸前被子上。在脸盆内盛装38～42摄氏度的温水。

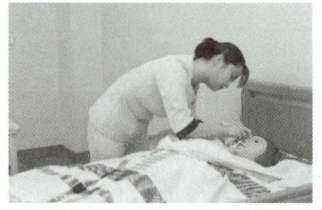

步骤 3

将毛巾浸湿后拧去多余水分，擦洗老年人双眼的内眼角和外眼角。

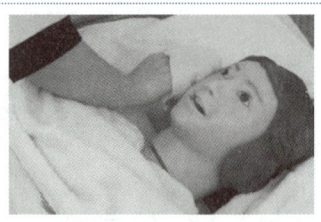

步骤 4

将毛巾包裹在手上，涂上浴液为老年人擦拭面颈部。擦拭顺序为额部→鼻部→面颊→颈部。洗净毛巾后按相同顺序擦净浴液，再用浴巾擦干水痕。

操作步骤

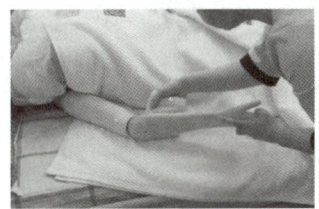

步骤 5

将浴巾铺于老年人手臂下。将毛巾包裹在手上，涂上浴液，由老年人前臂向上臂擦拭。擦拭后，洗净毛巾用同样方法擦净浴液，再用浴巾擦干水痕。用同样方法擦拭另一侧手臂。

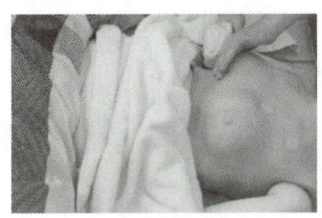

步骤 6

将被子折叠，暴露老年人胸部，盖上浴巾。洗净毛巾包裹在手上，涂上浴液，打开浴巾，由上向下擦拭老年人胸部及两侧。擦拭后，洗净毛巾用同样方法擦净浴液，再用浴巾擦干水痕。

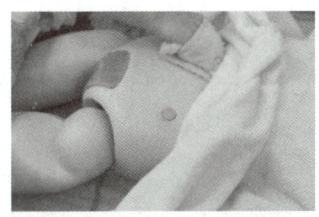

步骤 7

将被子向下折至老年人大腿部，用浴巾遮盖胸腹部。洗净毛巾后包裹在手上，涂上浴液。打开浴巾下角暴露腹部，擦拭腹部及两侧腰部。擦拭后，洗净毛巾用同样方法擦净浴液，再用浴巾擦干水痕，盖好被子。

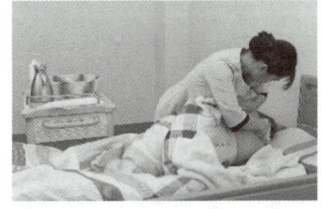

步骤 8

协助老年人翻身侧卧。将被子向上折起暴露背臀部，用浴巾遮盖。洗净毛巾后包裹在手上，涂上浴液。打开浴巾擦拭背臀部。擦拭后，洗净毛巾用同样方法擦净浴液，再用浴巾擦干水痕。协助老年人取仰卧位，盖好被子。

操作步骤

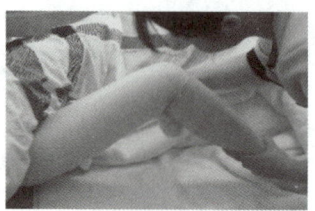

步骤 9

打开被子暴露老年人一侧腿部,盖上浴巾。洗净毛巾后包裹在手上,涂上浴液。打开浴巾,由小腿向大腿方向进行擦拭。擦拭后,洗净毛巾按同样顺序擦净浴液,再用浴巾擦干水痕,盖好被子。用同样方法擦拭另一侧腿部。

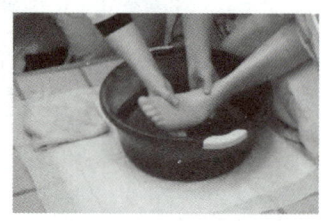

步骤 10

将老年人一侧足部放在水盆中浸湿。抬起后涂抹浴液并揉搓,再放入水盆中浸泡。用专用毛巾擦干后放入被子内。用同样方法清洗另一侧足部。

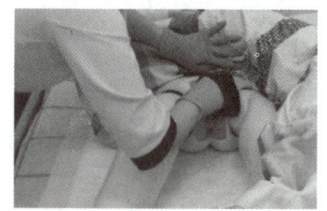

步骤 11

托起老年人臀部,铺好一次性护理垫。戴好橡胶手套,将专用毛巾浸湿后拧去多余水分。擦洗会阴部及两侧腹股沟部位。随时清洗毛巾,直至清洁无异味。撤去一次性护理垫。

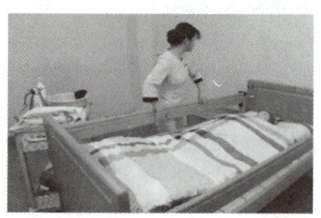

步骤 12

协助老年人更换清洁的衣物。床档复位。为老年人盖好被子,开窗通风。整理用物。

模块四 | 生活照护

> **关键点**
>
> ※ 要由上向下擦洗胸部及两侧，注意擦净皮肤褶皱处，如腋窝、女性乳房下垂部位等。
> ※ 以顺时针、螺旋形擦洗腹部及两侧腰部。
> ※ 在擦洗背部时，由腰骶部沿脊柱向上擦洗至肩颈部，再螺旋向下擦洗背部一侧，然后用同样方法擦洗另一侧。
> ※ 以环形擦洗两侧臀部。
> ※ 在擦洗腿部时，一手扶住老年人踝部使老年人屈膝，另一手由小腿向大腿方向进行擦洗。
> ※ 在擦洗会阴部时，老年女性擦洗顺序为由阴阜向下至尿道口、阴道口、肛门；老年男性擦洗顺序为由尿道外口至阴茎、阴囊、腹股沟、肛门。

注意事项

※ 在上述操作过程中，动作要轻、稳，老年人身体暴露部位要及时遮盖，以防着凉。
※ 随时更换温水，注意调整水温。
※ 在擦洗过程中，观察老年人反应，如果出现寒战、面色苍白等情况，要立即停止擦浴，进行保暖，并通知医护人员。
※ 清洗会阴部和足部的水盆、毛巾要分开，避免混用。

扫码看视频　　为老年人床上擦浴

二、口腔清洁

1. 为老年人清洁口腔

操作准备

※ 室内环境整洁，温度、湿度适宜，无异味。
※ 老年人仰卧于床。
※ 护理员服装整洁，洗净双手。

操作步骤

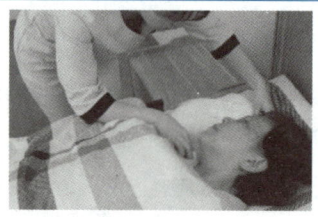

步骤1

老年人面部朝向护理员，检查其口腔黏膜有无破损。将毛巾铺在老年人颌下及胸前，弯盘置于口角边。清点棉球数量后，将棉球用生理盐水浸湿。

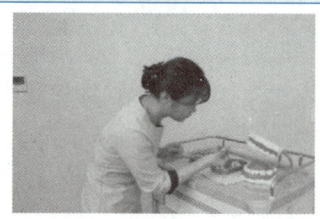

步骤2

用镊子将棉球夹至不滴水。用棉球湿润老年人口唇，每个棉球擦拭一个部位，依次擦拭外侧面、内侧面、咬合面、颊部、上颚、舌面、舌下。擦拭完毕后清点棉球数量。

操作步骤

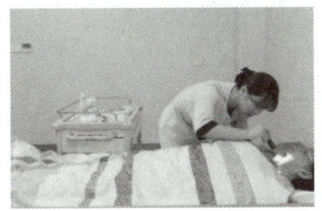

步骤 3

检查口腔是否擦拭干净,有无棉球遗漏。为老年人漱口。

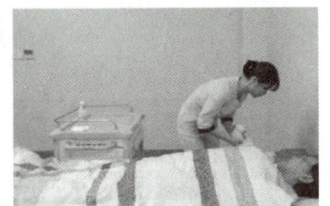

步骤 4

用毛巾擦净老年人口角水痕,撤去用物。

注意事项

※ 擦拭时动作要轻柔。防止碰伤老年人口腔黏膜及牙龈。

※ 擦拭时需用镊子夹紧棉球,每次一个,防止棉球遗留在口腔内。

※ 棉球不可过湿,以防老年人将生理盐水吸入呼吸道。

※ 每次张口时间不可过长,以 20 ~ 25 秒为宜。

※ 擦拭上颚及舌面时,位置不可以太靠近咽部,以免引起老年人不适。

扫码看视频

为老年人清洁口腔

2. 为老年人摘戴义齿

操作准备

※ 室内环境整洁。
※ 护理员服装整洁，洗净双手。

操作步骤

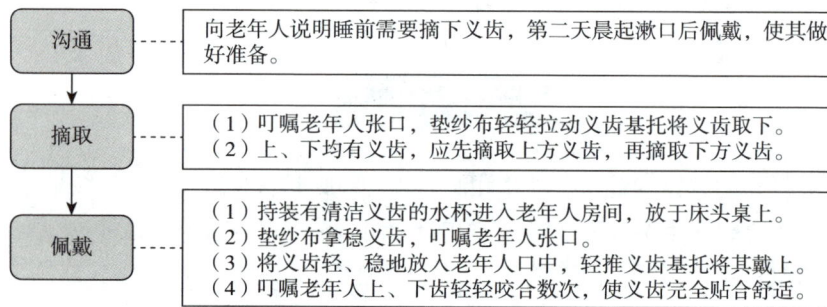

沟通 —— 向老年人说明睡前需要摘下义齿，第二天晨起漱口后佩戴，使其做好准备。

摘取 ——
（1）叮嘱老年人张口，垫纱布轻轻拉动义齿基托将义齿取下。
（2）上、下均有义齿，应先摘取上方义齿，再摘取下方义齿。

佩戴 ——
（1）持装有清洁义齿的水杯进入老年人房间，放于床头桌上。
（2）垫纱布拿稳义齿，叮嘱老年人张口。
（3）将义齿轻、稳地放入老年人口中，轻推义齿基托将其戴上。
（4）叮嘱老年人上、下齿轻轻咬合数次，使义齿完全贴合舒适。

小贴士

※ 义齿摘取方法：将上方义齿轻轻向外下方拉动，将下方义齿轻轻向外上方拉动。

注意事项

※ 在摘、戴义齿时，不可用力过大，以免损伤老年人牙龈。
※ 叮嘱老年人佩戴义齿时不要用力咬合，以防卡环变形或义齿折断。
※ 叮嘱有义齿的老年人不宜咀嚼过硬或过黏的食物。
※ 意识不清的老年人不宜佩戴义齿。

学习单元二　穿脱衣物

一、穿脱衣服

部分老年人穿脱衣服需要协助,护理员应掌握为老年人穿脱衣服的方法,以更好地为老年人服务。

1. 为老年人更换套头上衣

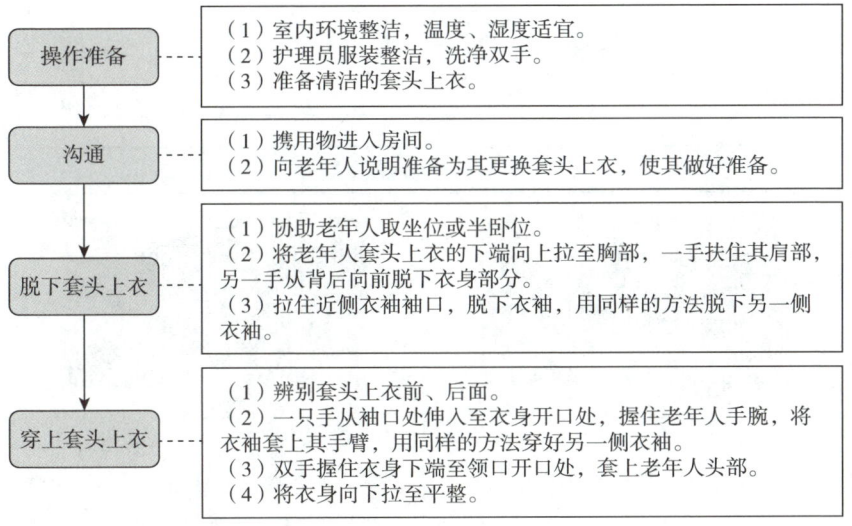

操作准备
(1)室内环境整洁,温度、湿度适宜。
(2)护理员服装整洁,洗净双手。
(3)准备清洁的套头上衣。

沟通
(1)携用物进入房间。
(2)向老年人说明准备为其更换套头上衣,使其做好准备。

脱下套头上衣
(1)协助老年人取坐位或半卧位。
(2)将老年人套头上衣的下端向上拉至胸部,一手扶住其肩部,另一手从背后向前脱下衣身部分。
(3)拉住近侧衣袖袖口,脱下衣袖,用同样的方法脱下另一侧衣袖。

穿上套头上衣
(1)辨别套头上衣前、后面。
(2)一只手从袖口处伸入至衣身开口处,握住老年人手腕,将衣袖套上其手臂,用同样的方法穿好另一侧衣袖。
(3)双手握住衣身下端至领口开口处,套上老年人头部。
(4)将衣身向下拉至平整。

注意事项

※ 更换套头上衣时应注意安全。
※ 先辨别套头上衣前、后面，再协助老年人进行穿着，以免穿反。
※ 操作应轻柔、迅速，避免老年人受凉。

2. 为老年人更换裤子

操作准备

※ 室内环境整洁，温度、湿度适宜。
※ 护理员服装整洁，洗净双手。
※ 准备清洁的裤子。

操作步骤

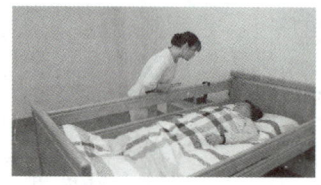

步骤1

携用物进入房间，向老年人说明准备为其更换裤子，使其做好准备。

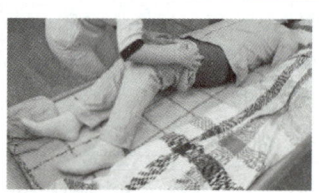

步骤2

放下床档。协助老年人身体左倾，将右侧裤腰向下拉至臀下；再协助老年人身体右倾，将左侧裤腰向下拉至臀下。

操作步骤

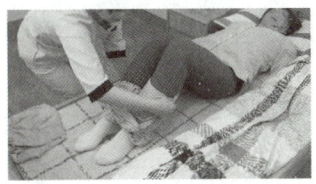

步骤 3

使老年人屈膝，两手分别拉住老年人两侧裤腰，向下褪至膝部以下，分别抬起左右下肢，逐一褪出裤腿。

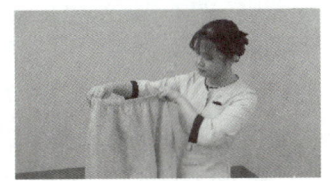

步骤 4

取清洁的裤子并辨别前、后面。

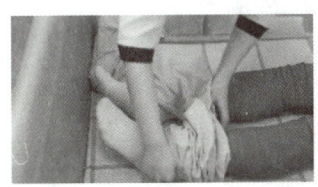

步骤 5

从一条裤腿口伸手至裤腰开口处，轻握老年人脚踝，为老年人套上裤腿。用同样的方法套上另一条裤腿。

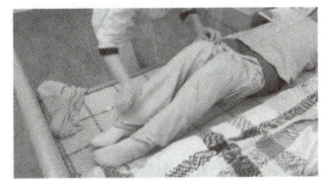

步骤 6

使老年人屈膝，两手分别拉住老年人两侧裤腰，向上提拉至其臀部。

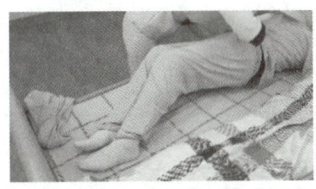

步骤 7

协助老年人身体左倾，将右侧裤腰向上拉至腰部；再协助老年人身体右倾，将左侧裤腰向上拉至腰部。

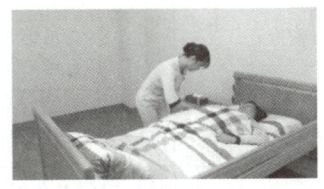

步骤 8

协助老年人盖好被子，整理床单位，床档复位。

注意事项

※ 穿脱裤子不可硬拽，以免老年人受伤。
※ 先辨别裤子前、后面，再协助老年人进行穿着，以免穿反。
※ 操作应轻柔、迅速，避免老年人受凉。

扫码看视频

为老年人更换裤子

二、穿脱简易矫形器

护理员可以在医护人员的指导下，协助老年人穿戴部分操作简单的矫形器，帮助老年人促进功能恢复，提高自理能力。

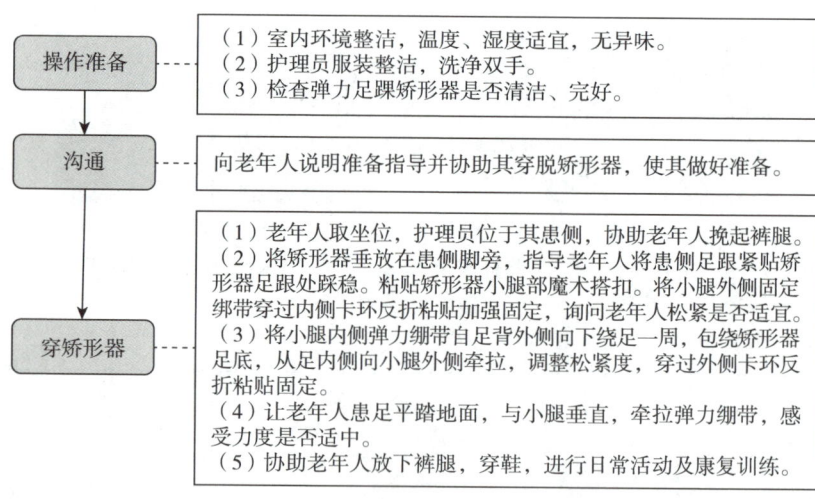

操作准备	（1）室内环境整洁，温度、湿度适宜，无异味。 （2）护理员服装整洁，洗净双手。 （3）检查弹力足踝矫形器是否清洁、完好。
沟通	向老年人说明准备指导并协助其穿脱矫形器，使其做好准备。
穿矫形器	（1）老年人取坐位，护理员位于其患侧，协助老年人挽起裤腿。 （2）将矫形器垂放在患侧脚旁，指导老年人将患侧足跟紧贴矫形器足跟处踩稳。粘贴矫形器小腿部魔术搭扣。将小腿外侧固定绑带穿过内侧卡环反折粘贴加强固定，询问老年人松紧是否适宜。 （3）将小腿内侧弹力绷带自足背外侧向下绕足一周，包绕矫形器足底，从足内侧向小腿外侧牵拉，调整松紧度，穿过外侧卡环反折粘贴固定。 （4）让老年人患足平踏地面，与小腿垂直，牵拉弹力绷带，感受力度是否适中。 （5）协助老年人放下裤腿，穿鞋，进行日常活动及康复训练。

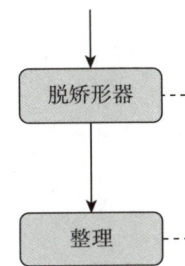

脱矫形器
（1）老年人取坐位，护理员位于老年人患侧，协助老年人挽起裤腿。
（2）指导并协助老年人依次松开弹力绷带、固定绑带及魔术搭扣，褪下矫形器。
（3）检查老年人小腿至足部皮肤情况，并询问老年人的感受。
（4）协助老年人放下裤腿，休息。

整理
（1）检查弹力足踝矫形器是否清洁、完好。
（2）放回固定位置备用。

注意事项

※ 应根据医护人员的指导协助老年人穿脱矫形器。

※ 穿脱前后均应检查矫形器是否完好。

※ 使用矫形器应注意松紧适度，避免过松造成滑脱或过紧影响下肢血液循环。

学习单元三　饮食照护

一、进食、进水

老年人身体机能减退，咀嚼、消化能力降低，食物中的营养物质吸收利用能力下降，易影响老年人身体健康。

饮食照护除保证食物的色、香、味符合老年人的喜好外，还应注意协助老年人保持适宜体位，方便老年人进食、进水。

1. 老年人进食、进水体位摆放

（1）老年人进食、进水体位种类（见表4-1）

老年人进食、进水体位是指根据老年人自理程度及病情，采取适宜的进食、进水姿势，其目的是利于进食、进水，避免不良体位引发呛咳、误吸、噎食、窒息等意外。

表4-1　老年人进食、进水体位种类

体位	适用人群
坐位	能够基本自理、体弱、下肢功能障碍但不需要辅助可保持独立坐姿者
半卧位	病情危重、需要人员或设备辅助使上身抬起者

小贴士

※ 半卧位进食、进水时，应将床头抬高30～45度，并将老年人头部偏向一侧。

（2）老年人进食、进水体位摆放操作步骤

操作准备
(1) 室内环境整洁，温度、湿度适宜，无异味。
(2) 护理员服装整洁，洗净双手。

沟通
(1) 携用物进入房间。
(2) 向老年人说明准备进食、进水，使其做好准备。
(3) 询问老年人进食、进水前是否需要排便，根据需要进行协助。

摆放体位
（1）轮椅坐位
1）老年人坐在床沿上。护理员将轮椅推至床旁，轮椅与床边夹角呈30~45度，固定刹车，抬起脚踏板。
2）搀扶老年人起身站稳，叮嘱其双手扶住护理员肩臂部，移步转身背对轮椅，坐在轮椅中间，后背靠紧椅背。
3）协助老年人系上腰间安全带，放平轮椅脚踏板，协助老年人将双脚放于脚踏板上。
4）将轮椅推至餐桌前，固定刹车。
5）在老年人颌下及胸前垫好毛巾，叮嘱其进餐时身体前倾。
（2）床上坐位
1）如果为电动床、机械摇把床，护理员摇起床头以协助老年人坐起。
2）如果为普通床，护理员协助老年人侧卧，手肘支撑床面坐起，将软枕垫于老年人后背，协助其屈膝或盘腿，确保坐位稳定、舒适。
3）在老年人面前放置餐桌或餐板。在老年人颌下及胸前垫好毛巾，叮嘱其进餐时身体前倾。
（3）半卧位
1）如果为电动床、机械摇把床，护理员摇起床头，使床头抬高30~45度，老年人上身坐起；摇起床尾，使其屈膝，避免身体下滑。
2）如果为普通床，护理员协助老年人坐起，背后垫软枕，使其身体与床的水平面夹角呈30~45度，在其膝下垫软枕，使其屈膝，在脚底垫软枕，起到支撑作用。
3）在老年人颌下及胸前垫好毛巾。

注意事项

※ 协助老年人摆放体位前应做好评估。
※ 摆放体位时动作应轻柔，确保安全。

2. 协助老年人进食、进水

（1）老年人进食、进水要点（见表4-2）

表4-2 老年人进食、进水要点

要点	具体要求
时间	应根据老年人生活习惯进行安排，一般早餐时间为6—7时，午餐时间为11—12时，晚餐时间为17—19时
频次	除保证老年人一日三餐正常进食外，为了适应其肝糖原储备减少及消化吸收能力降低等特点，可以适当在晨起、两餐之间补充一些水果、牛奶、坚果等
食量	老年人每天的食量应根据上午、下午、晚上的活动量均衡地分配到一日三餐中。老年人应多吃新鲜瓜果、绿叶蔬菜，每天摄入量不少于300克
速度	老年人进食速度宜慢，这样有利于食物的消化和吸收，同时可以预防在进食过程中发生呛咳或噎食
温度	食物以温热、不烫嘴为宜。食物过热，容易灼伤口腔及食道黏膜；食物过冷，容易伤到脾胃，影响食物的消化、吸收

（2）协助老年人进食

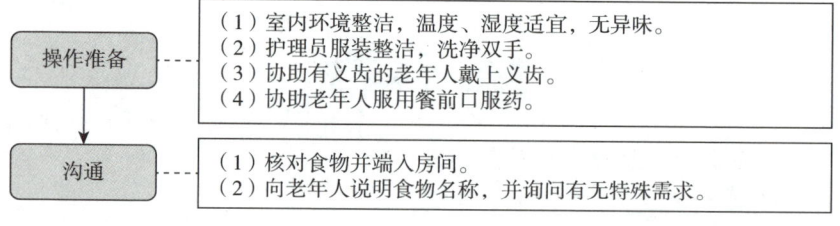

操作准备：
(1) 室内环境整洁，温度、湿度适宜，无异味。
(2) 护理员服装整洁，洗净双手。
(3) 协助有义齿的老年人戴上义齿。
(4) 协助老年人服用餐前口服药。

沟通：
(1) 核对食物并端入房间。
(2) 向老年人说明食物名称，并询问有无特殊需求。

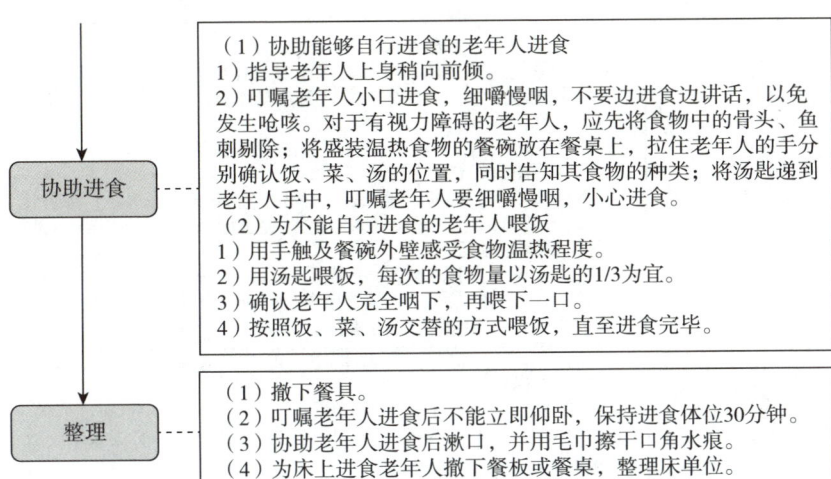

注意事项

※ 进食前触碰餐碗外壁检查食物温度。
※ 老年人进食后不宜立即仰卧,以防止食物反流。
※ 对于有咀嚼或吞咽困难的老年人,应将食物打成糊状。

（3）协助老年人进水

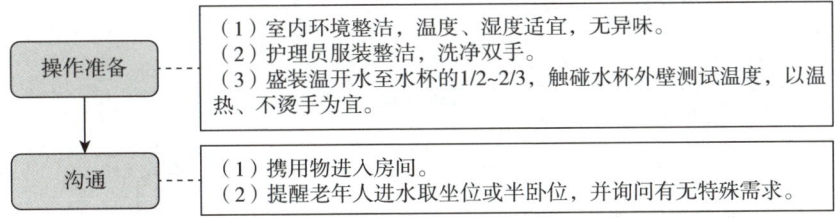

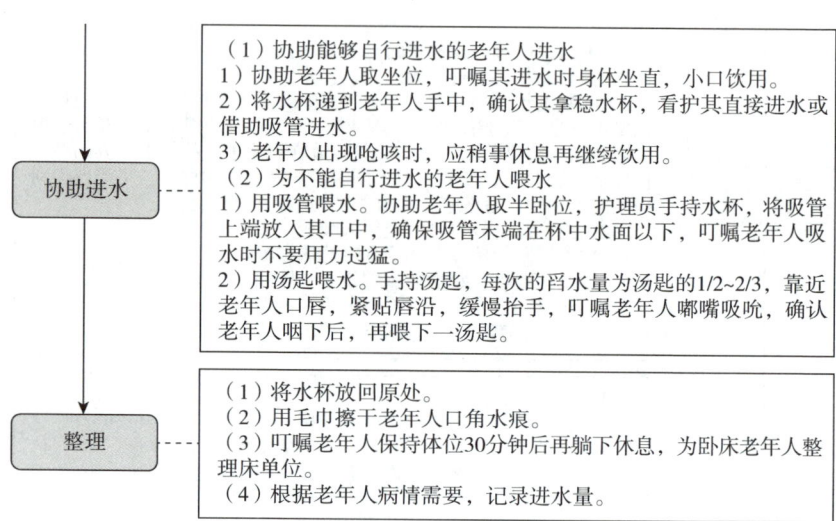

| 协助进水 | (1) 协助能够自行进水的老年人进水
1) 协助老年人取坐位，叮嘱其进水时身体坐直，小口饮用。
2) 将水杯递到老年人手中，确认其拿稳水杯，看护其直接进水或借助吸管进水。
3) 老年人出现呛咳时，应稍事休息再继续饮用。
(2) 为不能自行进水的老年人喂水
1) 用吸管喂水。协助老年人取半卧位，护理员手持水杯，将吸管上端放入其口中，确保吸管末端在杯中水面以下，叮嘱老年人吸水时不要用力过猛。
2) 用汤匙喂水。手持汤匙，每次的舀水量为汤匙的1/2~2/3，靠近老年人口唇，紧贴唇沿，缓慢抬手，叮嘱老年人嘟嘴吸吮，确认老年人咽下后，再喂下一汤匙。 |

| 整理 | (1) 将水杯放回原处。
(2) 用毛巾擦干老年人口角水痕。
(3) 叮嘱老年人保持体位30分钟后再躺下休息，为卧床老年人整理床单位。
(4) 根据老年人病情需要，记录进水量。 |

注意事项

※ 开水晾温再递交到老年人手中或进行喂水，防止烫伤。
※ 老年人进水后不能立即仰卧，防止反流发生呛咳或误吸。
※ 对不能自理的老年人应每日定时、分次喂水。

二、鼻饲

操作准备

※ 室内环境整洁，温度、湿度适宜，无异味。
※ 护理员服装整洁，洗净双手。
※ 老年人仰卧于床上。
※ 领取鼻饲液，核对床号、姓名、鼻饲液种类及用量。

操作步骤

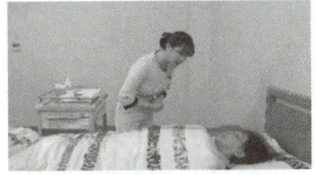

步骤 1

携带物品进入房间,向老年人说明准备为其进行鼻饲进食操作,检查一次性护理垫是否需要更换。

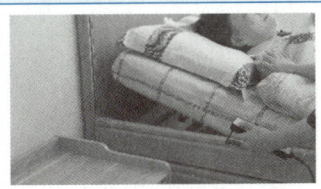

步骤 2

协助老年人取半卧位。将床头摇高或使用软枕垫起其上半身,使老年人上半身抬高 30 度。

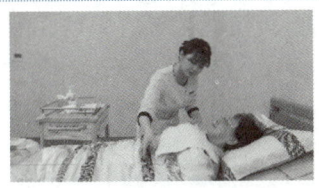

步骤 3

在老年人颌下垫毛巾,将弯盘放在毛巾上。打开鼻饲管末端包裹的纱布,将鼻饲管末端放在弯盘内。

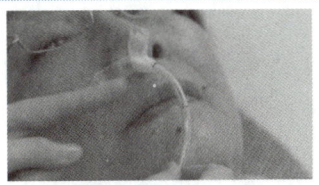

步骤 4

检查鼻饲管固定是否完好,确认标记长度显示无管路滑脱,如果有滑脱,应立即通知医护人员处理。检查鼻翼处皮肤有无压力性损伤。

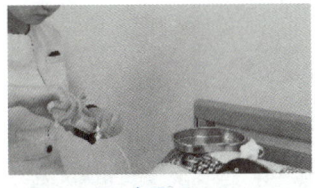

步骤 5

检查鼻饲管是否在胃内。打开鼻饲管末端盖帽,将灌注器的乳头与鼻饲管末端连接后进行抽吸。若有胃液或胃内容物被抽出,表明鼻饲管在胃内。推回胃液或胃内容物,盖好鼻饲管末端盖帽。

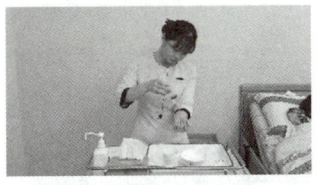

步骤 6

用灌注器从水杯中抽取 20 毫升温开水,将少量温开水滴在手腕内侧感受温度,以温热不烫为宜。

操作步骤	
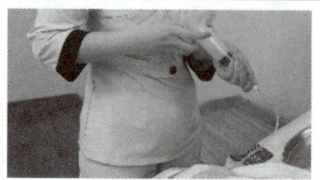 步骤 7 将灌注器乳头连接鼻饲管末端,缓慢推注,确定鼻饲管通畅,同时润滑管腔,再盖好鼻饲管末端盖帽。	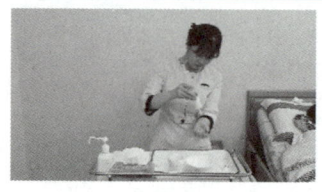 步骤 8 抽取鼻饲液,每次每管 50 毫升,先将少量鼻饲液滴在手腕内侧感受温度,以温热不烫为宜。
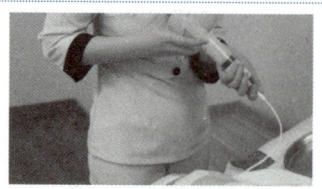 步骤 9 在水杯中轻蘸灌注器乳头处,清除鼻饲液残渣,打开鼻饲管末端盖帽,将其与灌注器乳头处紧密连接,以每分钟 10～13 毫升的速度缓慢推注。推注后立即盖好鼻饲管末端盖帽。	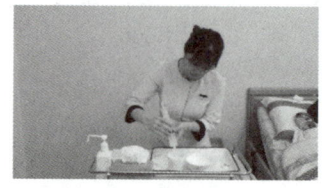 步骤 10 抽取 30～50 毫升温开水,缓慢推注,冲净鼻饲管内壁食物残渣,防止食物残渣堵塞鼻饲管,盖好鼻饲管末端盖帽。
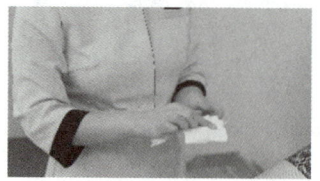 步骤 11 取无菌纱布包裹鼻饲管末端,再用胶布缠绕固定,放于枕边。撤下弯盘及毛巾。整理床单位,清洗用物。	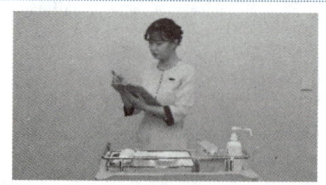 步骤 12 记录鼻饲时间和鼻饲量。重点记录鼻饲后老年人有无腹胀、腹泻等不适症状。

操作步骤

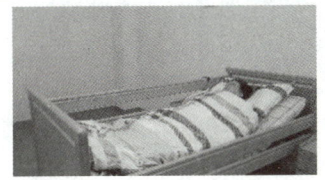

步骤 13

鼻饲后老年人保持鼻饲时体位 30 分钟，以防食物反流引发误吸。30 分钟后协助老年人恢复仰卧位。

注意事项

※ 对长期鼻饲的老年人，每日晨、晚间应做口腔清洁。

※ 对需要吸痰的老年人，应在鼻饲前 30 分钟进行吸痰。鼻饲前、后 30 分钟之内禁止吸痰，避免引起反流及误吸。

※ 鼻饲老年人需要遵医嘱服用口服药物时，应咨询医护人员片剂是否可以研碎，经允许后将片剂研碎并溶解，再从鼻饲管推注。注意防止鼻饲管堵塞。

※ 随时观察老年人鼻饲管固定处皮肤的情况，发现异常时应及时通知医护人员处理。

※ 在鼻饲过程中，如果老年人出现恶心、呕吐等情况，应立即停止鼻饲并通知医护人员。

※ 在鼻饲前，护理员应确定鼻饲管在老年人胃内。如果抽吸胃内容物时发现胃内容物呈深棕色或有其他异常，应立即通知医护人员。

※ 每次鼻饲量不应超过 200 毫升，推注时间以 15～20 分钟为宜，两餐间隔不少于 2 小时。

※ 灌注器应每周更换 1 次，以避免引发消化道疾病。

养·老·护·理

扫码看视频

鼻饲

学习单元四　排泄照护

一、使用便器排便

1. 床上使用的便器种类（见表 4-3）

表 4-3　床上使用的便器种类

便器种类		特点	示例
便盆	塑料	轻便且价格低廉，性价比高，易于更换。通常比较轻，容易在使用过程中摇晃或翻倒	
	不锈钢	结实耐用，可以采用高温进行消毒。舒适度较低，尤其是对皮肤敏感或有疼痛问题的老年人	
	搪瓷	相对光滑且温暖，使老年人在使用时感觉更加舒适；不易附着污垢和细菌，便于清洁。易破损，造成皮肤损伤	

续表

便器种类	特点	示例
尿壶	分为男用、女用两类，男用尿壶较常见，女用尿壶应用较少，常以便盆代替	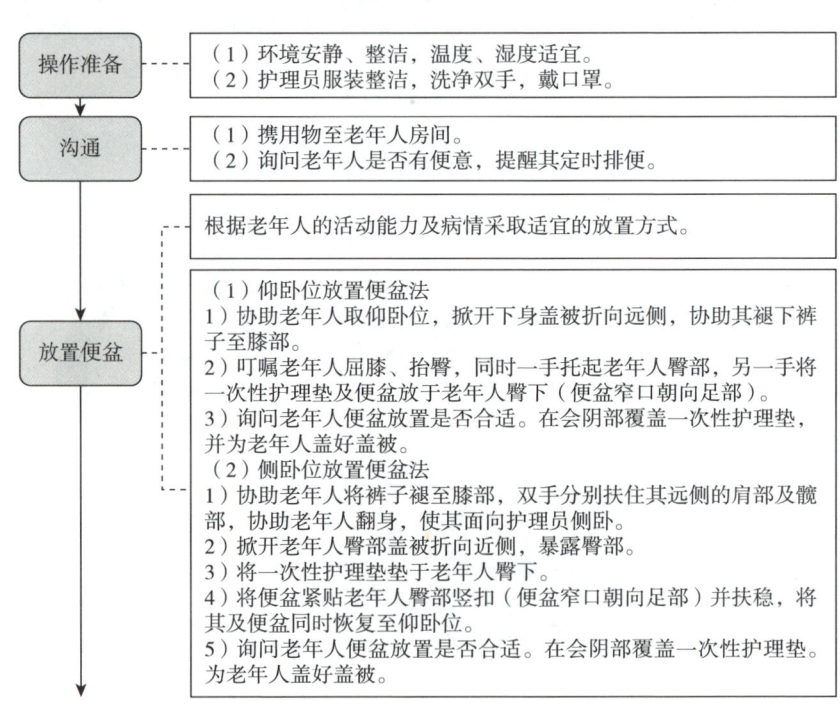 男用尿壶 女用尿壶

2. 协助卧床老年人使用便盆

操作准备	（1）环境安静、整洁，温度、湿度适宜。 （2）护理员服装整洁，洗净双手，戴口罩。
沟通	（1）携用物至老年人房间。 （2）询问老年人是否有便意，提醒其定时排便。
放置便盆	根据老年人的活动能力及病情采取适宜的放置方式。 （1）仰卧位放置便盆法 1）协助老年人取仰卧位，掀开下身盖被折向远侧，协助其褪下裤子至膝部。 2）叮嘱老年人屈膝、抬臀，同时一手托起老年人臀部，另一手将一次性护理垫及便盆放于老年人臀下（便盆窄口朝向足部）。 3）询问老年人便盆放置是否合适。在会阴部覆盖一次性护理垫，并为老年人盖好盖被。 （2）侧卧位放置便盆法 1）协助老年人将裤子褪至膝部，双手分别扶住其远侧的肩部及髋部，协助老年人翻身，使其面向护理员侧卧。 2）掀开老年人臀部盖被折向近侧，暴露臀部。 3）将一次性护理垫垫于老年人臀下。 4）将便盆紧贴老年人臀部竖扣（便盆窄口朝向足部）并扶稳，将其及便盆同时恢复至仰卧位。 5）询问老年人便盆放置是否合适。在会阴部覆盖一次性护理垫。为老年人盖好盖被。

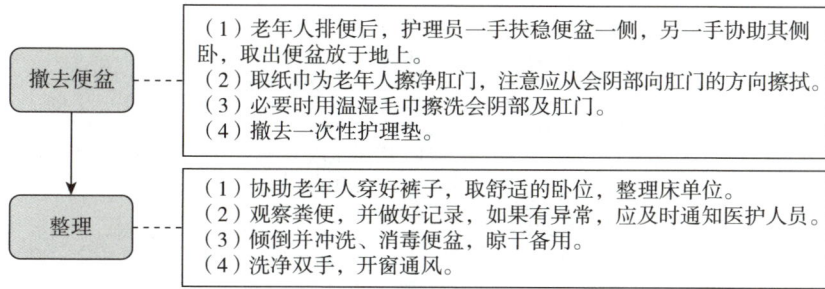

注意事项

※ 使用便盆前检查便盆是否洁净完好。

※ 协助老年人使用便盆时，避免长时间暴露老年人身体，以免受凉。

※ 放置便盆时不可硬塞，以免损伤老年人皮肤。

※ 冬季便盆较凉时，可以将温水倒入便盆，温暖便盆后，倒出余水，再给老年人使用。

3. 协助卧床老年人使用尿壶

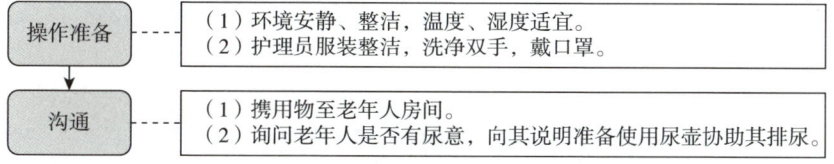

养·老·护·理

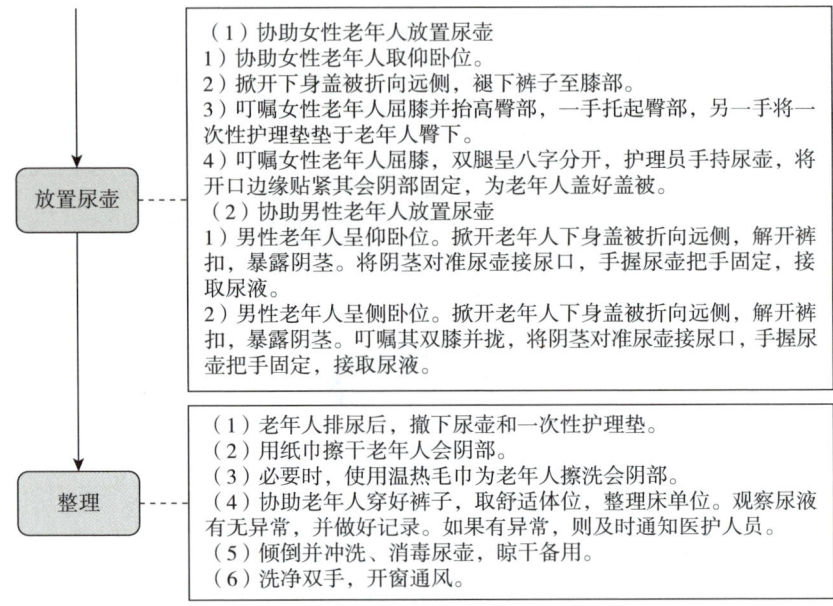

放置尿壶
（1）协助女性老年人放置尿壶
1）协助女性老年人取仰卧位。
2）掀开下身盖被折向远侧，褪下裤子至膝部。
3）叮嘱女性老年人屈膝并抬高臀部，一手托起臀部，另一手将一次性护理垫垫于老年人臀下。
4）叮嘱女性老年人屈膝，双腿呈八字分开，护理员手持尿壶，将开口边缘贴紧其会阴部固定，为老年人盖好盖被。
（2）协助男性老年人放置尿壶
1）男性老年人呈仰卧位。掀开老年人下身盖被折向远侧，解开裤扣，暴露阴茎。将阴茎对准尿壶接尿口，手握尿壶把手固定，接取尿液。
2）男性老年人呈侧卧位。掀开老年人下身盖被折向远侧，解开裤扣，暴露阴茎。叮嘱其双膝并拢，将阴茎对准尿壶接尿口，手握尿壶把手固定，接取尿液。

整理
（1）老年人排尿后，撤下尿壶和一次性护理垫。
（2）用纸巾擦干老年人会阴部。
（3）必要时，使用温热毛巾为老年人擦洗会阴部。
（4）协助老年人穿好裤子，取舒适体位，整理床单位。观察尿液有无异常，并做好记录。如果有异常，则及时通知医护人员。
（5）倾倒并冲洗、消毒尿壶，晾干备用。
（6）洗净双手，开窗通风。

注意事项

※ 女性老年人使用尿壶时，尿壶应贴紧会阴部，以免打湿床单。
※ 接尿时避免长时间暴露老年人身体，以免受凉。
※ 应及时倾倒并冲洗、消毒尿壶，以减少异味及尿渍附着。

二、更换纸尿裤和一次性护理垫

老年人行动不便、二便失禁，可以选择纸尿裤和一次性护理垫为老年人进行排泄照护。

一次性护理垫适用于完全卧床伴有失智、意识不清及二便失禁

模块四 | 生活照护

的老年人。纸尿裤适用于能够行走、坐轮椅、卧床伴躁动不安，伴有二便失禁、尿滴沥的老年人。

1. 为老年人更换纸尿裤

操作准备

※ 室内环境整洁，温度、湿度适宜，关闭门窗。
※ 护理员服装整洁，洗净双手，必要时戴口罩。
※ 检查纸尿裤尺码是否适宜。

操作步骤

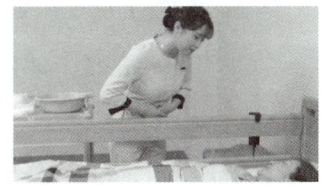

步骤 1
携带用物至居室，与老年人沟通，取得其配合。

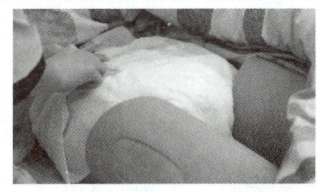

步骤 2
放下床档，掀开老年人下身盖被，解开纸尿裤粘扣。

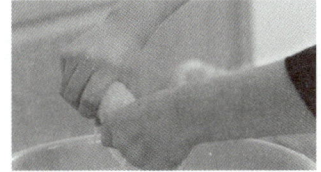

步骤 3
将纸尿裤前片从两腿间后撤，用温湿毛巾擦拭会阴部。

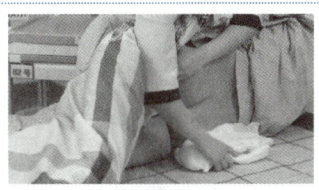

步骤 4
双手分别扶住老年人的肩部、髋部，协助其向护理员一侧翻身，呈侧卧位。将污染纸尿裤内面对折置于臀下。

操作步骤

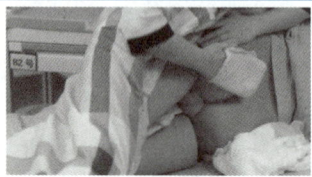

步骤 5

用温湿毛巾擦拭臀部,并观察局部皮肤状态。

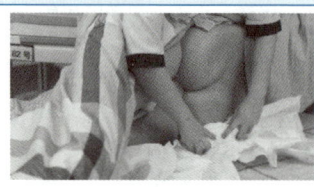

步骤 6

将尺码适宜的清洁纸尿裤,紧贴皮肤面朝内,开口朝下,平铺于老年人臀下,靠近臀部处卷折。

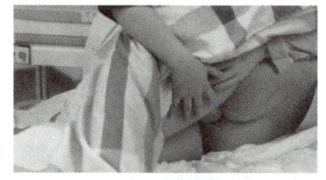

步骤 7

协助老年人翻身至仰卧位。

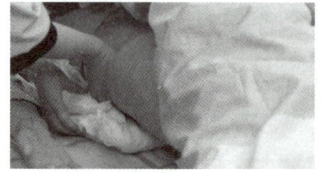

步骤 8

抬起老年人臀部,从一侧撤下污染纸尿裤,卷起放入污物桶。

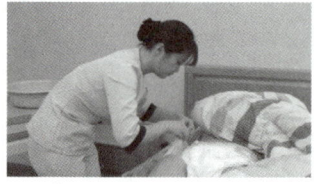

步骤 9

拉平清洁的纸尿裤,从两腿间向上兜起纸尿裤前片,将前片两翼向两侧拉紧,后片粘扣粘贴于前片粘贴区。

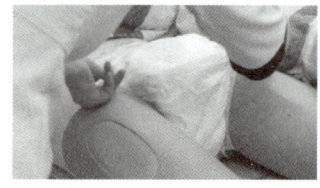

步骤 10

整理纸尿裤,将大腿内侧边缘整理服帖后,盖好被子。整理床单位。

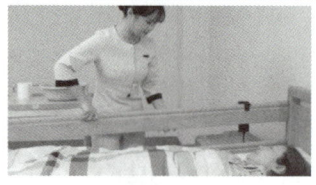

步骤 11

床档复位,开窗通风,清洗毛巾和水盆。

模块四 | 生活照护

注意事项

※ 根据老年人实际情况选择尺码适宜的纸尿裤。
※ 纸尿裤被污染后应及时更换,以提高老年人舒适度,减轻异味,保持皮肤干净、卫生。
※ 当老年人患有传染性疾病时,其用过的纸尿裤应作为医用垃圾集中回收处理。

扫码看视频　　为老年人更换纸尿裤

2. 为老年人更换一次性护理垫

操作准备

※ 室内环境整洁,温度、湿度适宜,关闭门窗。
※ 护理员服装整洁,洗净双手,必要时戴口罩。

操作步骤

| 沟通 | 携带用物至老年人居室,向其说明需要为其更换一次性护理垫,使其做好准备。 |

更换	（1）掀开老年人下身盖被，双手分别扶住其的肩部、髋部，翻转老年人身体，使其面向护理员呈侧卧位。 （2）将老年人身下污染的一次性护理垫向臀下方向折叠，取湿热毛巾擦拭臀部及会阴部，并观察局部皮肤状况。 （3）将清洁的一次性护理垫平铺，靠近臀部处卷折，翻转老年人身体呈仰卧位，轻抬近侧臀部，撤下污染后的一次性护理垫放入专用污物桶。 （4）拉平清洁的一次性护理垫，并整理好边缘。
整理	（1）为老年人盖好被子，整理床单位，开窗通风。 （2）清洗毛巾，刷洗水盆，将双手洗净，做好记录。

注意事项

※ 每2小时查看一次性护理垫浸湿情况，根据一次性护理垫锁水能力及表面干爽程度选择是否进行更换，注意防止尿布疹及压疮的发生。

※ 更换一次性护理垫，应关闭门窗、动作轻稳，注意避免老年人受凉。

※ 一次性护理垫被污染时，应及时更换，以增加老年人舒适感，减轻异味。

※ 当老年人患有传染性疾病时，其用过的一次性护理垫应作为医用垃圾集中回收处理。

三、使用开塞露

操作准备	（1）室内环境整洁，温度、湿度适宜，关闭门窗。 （2）护理员服装整洁，洗净双手。
沟通	（1）携带物至老年人房间。 （2）向老年人说明操作的目的，告诉其操作过程中深呼吸可以缓解不适感，使老年人做好准备。

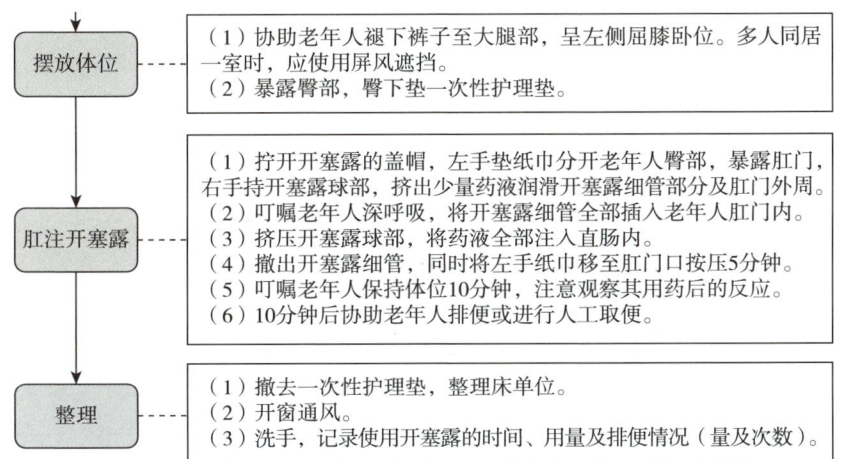

注意事项

※ 肛注开塞露后，老年人主诉有便意时，应指导其深呼吸、提肛（收紧肛门）。

※ 使用开塞露前，应检查开塞露是否在有效期内，包装是否完好。

※ 为患有痔疮的老年人使用开塞露时，操作应轻缓，并充分润滑。

※ 对开塞露过敏者禁用，过敏体质者慎用。

※ 开塞露不可频繁、长期使用，以免身体耐受后失去作用。

※ 在整个护理过程中，护理员应戴手套。

四、人工取便

操作准备

※ 室内环境整洁，温度、湿度适宜，无异味。
※ 护理员服装整洁，洗净双手。
※ 老年人仰卧于床上。

操作步骤

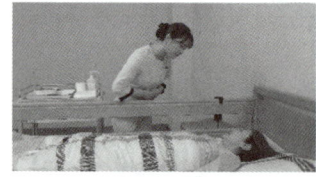

步骤 1

携带用物至老年人房间，向其说明需要为其取便，使老年人做好准备。关闭门窗。

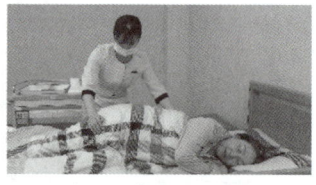

步骤 2

放下床档，协助老年人脱下裤子，呈左侧卧位，臀下垫一次性护理垫，便盆放近侧。

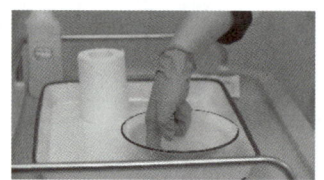

步骤 3

戴好手套，食指浸入肥皂液中润滑。

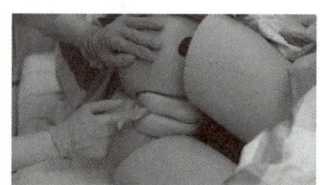

步骤 4

分开臀部，用食指润滑肛周，在操作过程中观察老年人的反应并询问感受。

模块四 | 生活照护

操作步骤

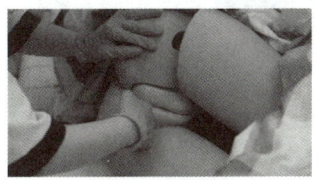

步骤 5

沿直肠一侧轻轻滑入直肠内,由浅入深将粪便一块一块地缓慢掏出,并放于便盆内,取纸巾擦净肛门。

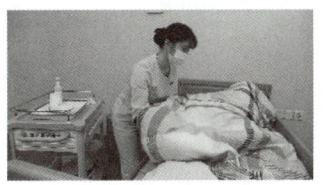

步骤 6

整理用物,便盆放操作车下层,撤下一次性护理垫,消毒手部。

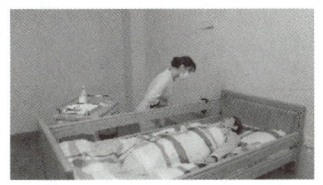

步骤 7

协助老年人穿好裤子,取舒适体位,整理床单位。开窗通风。

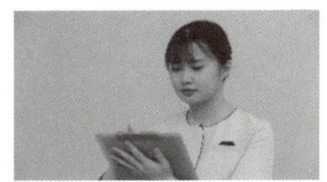

步骤 8

倾倒并冲洗、消毒便盆,晾干备用,洗净双手,做好记录。

注意事项

※ 取便时应动作轻柔,避免损伤直肠黏膜或引起肛门周围水肿。
※ 不能使用器械掏取粪便,以避免损伤直肠黏膜。
※ 在取便过程中,注意观察老年人的反应,如果发现老年人有面色苍白、出冷汗、疲倦等现象,应立即暂停操作,必要时及时就医。

扫码看视频

人工取便

五、更换造瘘袋

操作准备

※ 室内环境整洁，温度、湿度适宜，无异味。
※ 护理员服装整洁，洗净双手。
※ 老年人仰卧于床上。
※ 护理员检查造瘘袋是否在有效期内，有无破损。

操作步骤

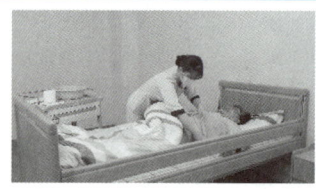

步骤 1

携带用物至老年人房间，查看造瘘袋状态，若内容物超过造瘘袋容量的1/3，应进行更换。向老年人说明需要为其更换造瘘袋，使其做好准备。

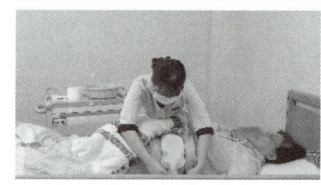

步骤 2

检查造瘘口及其周围皮肤是否完好，肠管周围是否红润。暴露造瘘口部位，将纸巾垫于造瘘口处身下。

操作步骤

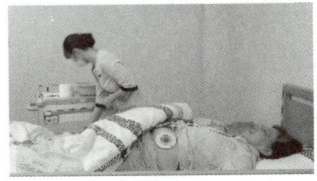

步骤 3

打开造瘘袋与造瘘口连接处的底盘扣环，取下造瘘袋放于便盆内。

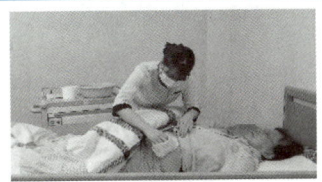

步骤 4

查看造瘘口周围皮肤，如果无异常，则可以用纸巾擦拭干净，再用温热毛巾清洗局部皮肤并擦干。

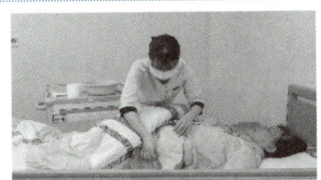

步骤 5

将清洁的造瘘袋与底盘连接，扣紧扣环，用手向下轻拉造瘘袋，确认造瘘袋固定牢固后，将造瘘袋下口封闭。

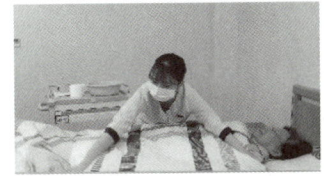

步骤 6

为老年人盖好被子。整理用物，倾倒造瘘袋内粪便，用清水清洗造瘘袋。

注意事项

※ 餐后 2 ~ 3 小时内不要更换造瘘袋，此时肠蠕动较活跃，更换时老年人有可能出现排便行为。

※ 注意保持造瘘口周围皮肤清洁。

※ 在操作过程中应注意保暖，并注意保护老年人的隐私。

※ 注意观察老年人排便情况，如果发现有排便困难或造瘘口狭窄等情况，应及时通知医护人员。

扫码看视频　　更换造瘘袋

学习单元五　睡眠照护

一、布置睡眠环境

1. 老年人睡眠特点

（1）睡眠时间缩短

60～80岁的健康老年人就寝时间平均为7～8小时，但睡眠时间平均为6～7小时。

（2）夜间易醒

老年人夜间容易觉醒，并且非常容易受到声、光、温度等外界因素以及自身老年病的干扰。

（3）睡眠较浅

老年人浅睡眠期增多，而深睡眠期减少。老年人年龄越大，睡眠越浅。

（4）早睡早起

老年人容易早醒，睡眠趋向早睡早起。

2. 老年人睡眠环境要求

（1）室内温度、湿度

夏季室内温度以26～30摄氏度为宜，冬季室内温度以

18～22摄氏度为宜。室内相对湿度宜保持在50%～60%。

（2）空气

室内要通风换气，清除室内异味及污浊空气。

（3）声音

室内、室外都要保持安静，减少噪声。

（4）光线

要选用遮光性较好的深色窗帘。入睡前要关闭大灯，可以开启柔和的壁灯或地灯。

（5）床及床品

要根据老年人身高调整床铺高低，床铺软硬度要适中。选用保温性能较好的棉芯被褥，被褥要干燥、松软。枕头高度为7～10厘米。必要时要备好床档。

（6）室内设备

靠墙摆放，家具的转角选择弧形。

（7）卫生间

要靠近卧室。要设置坐便器及扶手，地面铺防滑砖。

二、改善睡眠方法

※ 确立并维持老年人生活节奏。指导并带领老年人合理安排每天的活动时间，日间保持清醒状态。

※ 保证适当的活动或运动。引导老年人参与感兴趣的社会活动及户外运动，改善其精神状态和身体素质。

※ 选择舒适睡眠用品。选择舒适的床及床品，提高睡眠质量。
※ 做好睡前准备工作。睡前调整好老年人卧室的温度、湿度、光线，避免噪声干扰；睡前保持情绪稳定，不进行剧烈活动；不观看或阅读令人兴奋或紧张的电视节目及书籍；不饮用含咖啡因的饮品；晚餐清淡，睡前不进食；睡前用热水泡脚，以促进睡眠。
※ 采取舒适的睡眠姿势。选择自然、舒适、放松的右侧卧位睡眠姿势。

学习单元六　环境清洁

一、整理床单位

为老年人每日整理床单位，不仅可以保持床单位清洁、舒适，而且可以保持居室整齐、美观。

1. 整理床单位的要求

应每日进行床单位的清扫整理。床单位表面要求做到平整、干燥、无渣屑。扫床时，床刷应套上刷套，做到一床一刷套，不可混用。

对于卧床的老年人，护理员还应注意在三餐后、晚睡前进行床单位的清扫整理，避免食物残渣掉落在床上，造成老年人卧位不适，引发压疮。

2. 整理床单位的方法

（1）整理空床单位

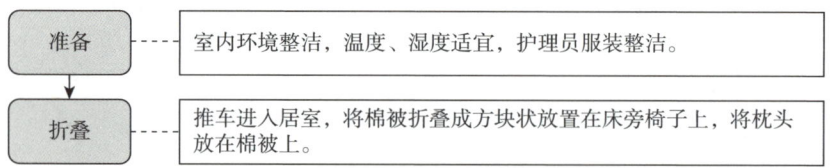

模块四 | 生活照护

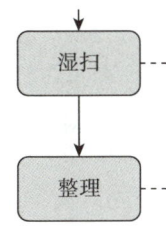

| 湿扫 | （1）取床刷，套好清洁潮湿的刷套，从床头扫向床尾，每扫一次要重叠上一次的1/3，避免遗漏。
（2）撤下刷套，放在盛放污染刷套的盆中。 |

| 整理 | （1）将近侧床尾部床单打开，铺平反折于床褥下，并将边缘整理平整。同理铺好另一侧床单，使床单平整紧绷于床褥上。
（2）将枕头拍打至蓬松，放置在床头，如枕套开口在侧面，开口端应背向门，将棉被放置在床尾。 |

注意事项

※ 整理床单位时应戴口罩。

※ 刷套不可混用。

（2）整理卧床老年人床单位

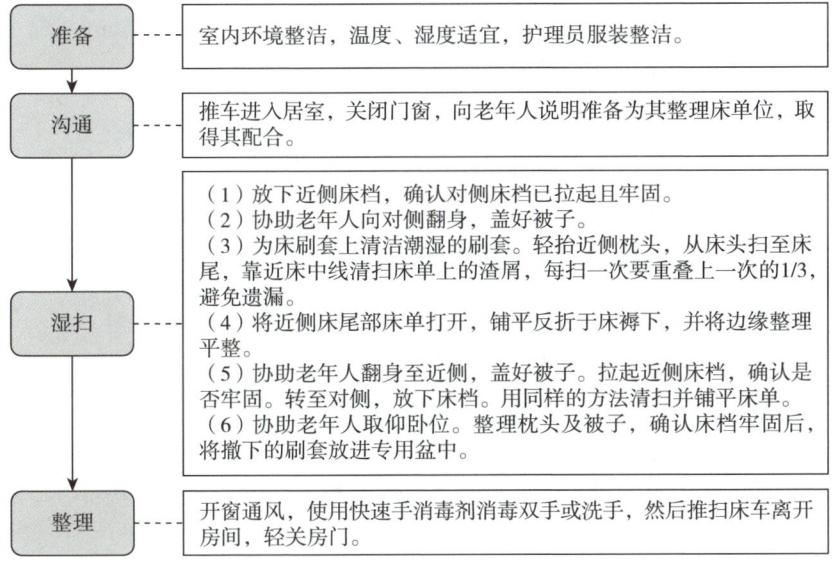

准备	室内环境整洁，温度、湿度适宜，护理员服装整洁。
沟通	推车进入居室，关闭门窗，向老年人说明准备为其整理床单位，取得其配合。
湿扫	（1）放下近侧床档，确认对侧床档已拉起且牢固。 （2）协助老年人向对侧翻身，盖好被子。 （3）为床刷套上清洁潮湿的刷套。轻抬近侧枕头，从床头扫至床尾，靠近床中线清扫床单上的渣屑，每扫一次要重叠上一次的1/3，避免遗漏。 （4）将近侧床尾部床单打开，铺平反折于床褥下，并将边缘整理平整。 （5）协助老年人翻身至近侧，盖好被子。拉起近侧床档，确认是否牢固。转至对侧，放下床档。用同样的方法清扫并铺平床单。 （6）协助老年人取仰卧位。整理枕头及被子，确认床档牢固后，将撤下的刷套放进专用盆中。
整理	开窗通风，使用快速手消毒剂消毒双手或洗手，然后推扫床车离开房间，轻关房门。

141

> **注意事项**
>
> ※ 协助老年人翻身时，确认床档拉起且牢固，并注意翻身动作要轻稳，避免磕碰床档。
> ※ 刷套不可混用。
> ※ 在扫床时，靠近床中线清扫，注意扫净枕头下面。

二、更换被服

为老年人定时或根据实际情况及时更换被服，可以降低居室异味，减少感染机会，有利于老年人身体健康。

1. 更换被服要求

① 应戴帽子、口罩后更换被服。
② 当被服被尿、便、呕吐物等污染时，应立即更换。
③ 老年人的被褥、枕头应经常在阳光下晾晒。

2. 被服回收、清洗消毒方法

① 养老机构建有洗衣房，应备有专用洗涤设备，或送至符合资质的专业洗涤机构。
② 回收时戴口罩、帽子及橡胶手套，在远离老年人房间的指定地点清洗污染被服。
③ 被服有明显污渍时应先进行局部重点清洗，再进行统一洗涤。
④ 对污染严重或传染病人的被服，应单独回收，用消毒剂浸泡消毒后单独清洗。

模块四 | 生活照护

⑤ 洗涤环境应分区明确，包括回收区、消毒区、清洗区、晾晒区、清洁物品存放区等。

3. 为卧床老年人更换被服

操作准备

※ 护理员仪容整洁，洗净双手。
※ 老年人仰卧于床上，居室温度、湿度适宜。

操作步骤

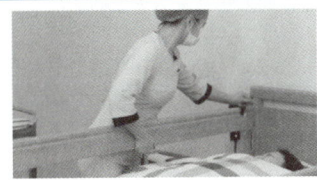

步骤 1

放下近侧床档，检查对侧床档是否拉起并牢固。

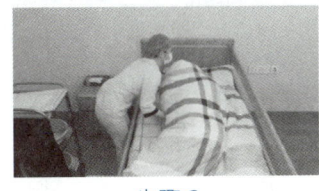

步骤 2

站在床边，一手托起老年人头部，另一手将枕头平移向对侧，协助其向对侧翻身，并盖好被子。

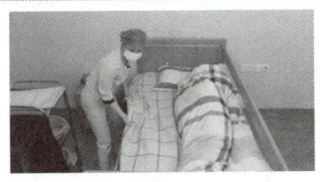

步骤 3

从床头至床尾松开近侧床单，将床单向上卷起，直至卷入老年人身下。

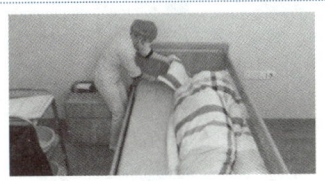

步骤 4

取出床刷套上清洁刷套，靠近床中线清扫床上的渣屑，从床头扫至床尾。

操作步骤

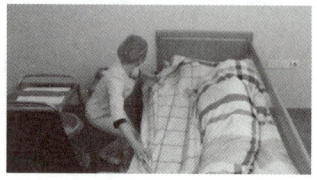

步骤 5

取清洁床单。床单的纵向中线对齐床中线,展开近侧床单平整铺于床上,余下的一半卷于老年人身下,整理近侧床单边缘。

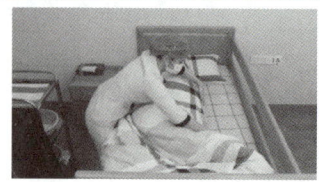

步骤 6

一手托起老年人头部,另一手将枕头平移至近侧,协助其向近侧翻身,并拉起近侧床档。

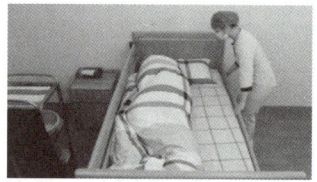

步骤 7

移至床对侧,放下床档,从床头至床尾松开污床单并向上卷起,再将床单从床头、床尾向中间卷起,放入污衣袋内。

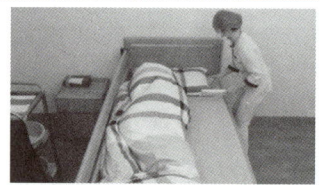

步骤 8

用同样方法清扫床上的渣屑。结束后撤下刷套放在盆中。

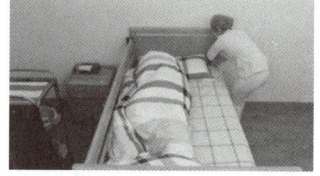

步骤 9

拉平老年人身下的清洁床单,平整铺于床上,整理床单边缘。

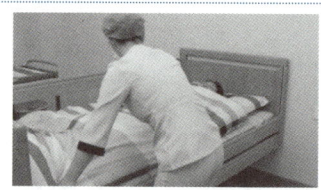

步骤 10

协助老年人仰卧于床中线上,盖好被子,床档复位。

操作步骤

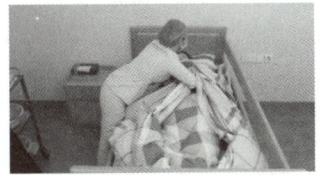

步骤 11

站在床右侧,放下床档。将盖于老年人身上的被子两侧及被尾展开,撤出被罩中的被芯并叠成 S 形,被罩仍盖在老年人身上。

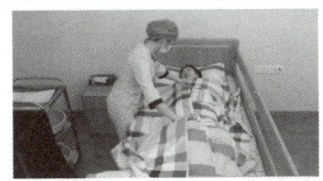

步骤 12

取清洁被罩,平铺于污被罩上。清洁被罩中线对准床中线,被头部分置于老年人颈部。

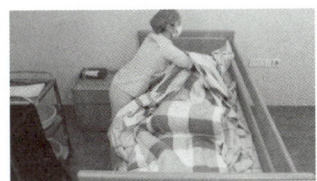

步骤 13

打开清洁被罩的被尾开口端,抓住被芯被头部分,将被芯装入清洁被罩内,在被罩内将被芯侧边分别向两侧展开。

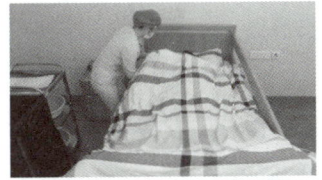

步骤 14

拉好清洁被罩拉链。从床头至床尾方向翻卷撤出污被罩,放入污衣袋内。

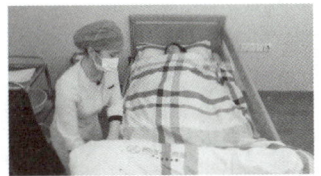

步骤 15

将被子纵向两侧分别内折形成被筒,边缘与床沿平齐,被尾向内折至整齐。

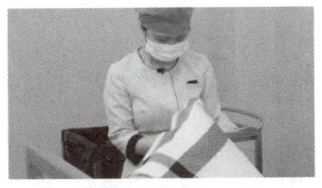

步骤 16

一手托起老年人头部,另一手撤出枕头,在床尾处将枕芯从枕套中撤出,将污枕套放入污衣袋内。

操作步骤

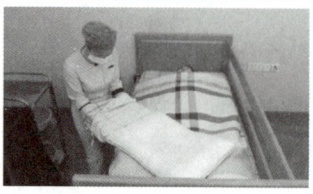

步骤 17

将清洁枕套反转至内面朝外,双手伸进枕套内撑开,并揪住两内角,同时抓住枕芯两角,反转枕套将枕芯套好。

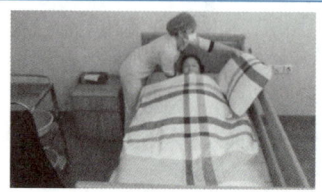

步骤 18

将枕头放至老年人头部左侧,一手托起其头部,另一手从头下方将枕头拉至适宜位置。

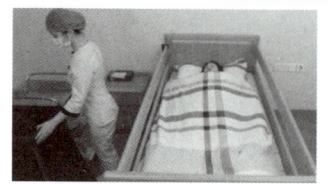

步骤 19

床档复位,整理用物后离开。

注意事项

※ 协助老年人翻身时,确认床档拉起且牢固,并注意翻身动作要轻稳,避免磕碰床档。

※ 在更换被罩时,避免遮住老年人口鼻,动作轻稳,不要过多暴露老年人身体,以免受凉。

※ 在扫床时,靠近床中线清扫,注意扫净枕头下面。每一次清扫都要重叠上一次的1/3,避免遗漏。

模块四 | 生活照护

扫码看视频

为卧床老年人更换被服

模块 五
基础照护

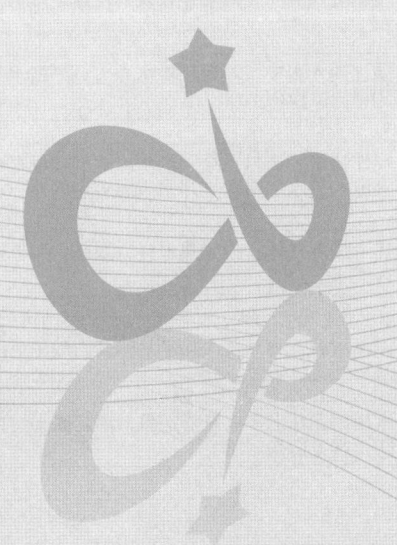

学习单元一　护理协助

一、为老年人保暖

为老年人保暖通常采用热水袋取暖的方式。

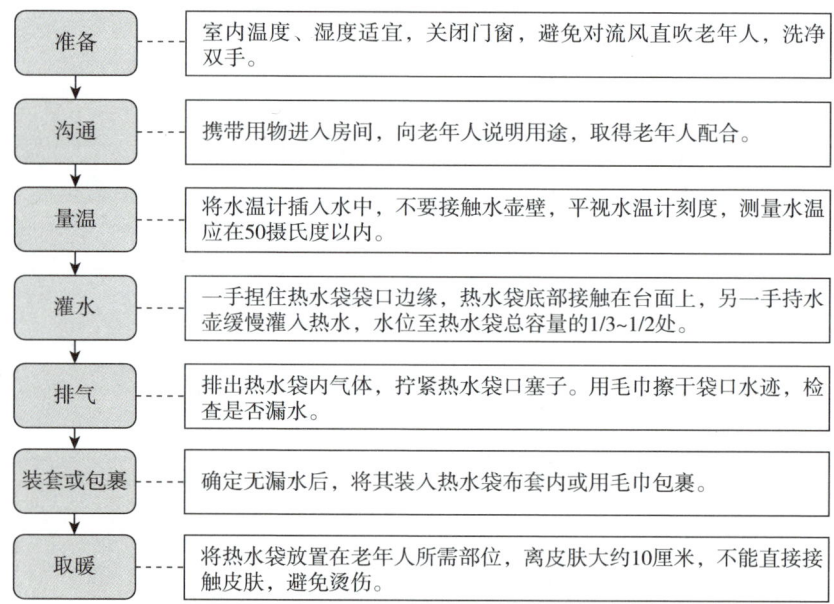

准备	室内温度、湿度适宜，关闭门窗，避免对流风直吹老年人，洗净双手。
沟通	携带用物进入房间，向老年人说明用途，取得老年人配合。
量温	将水温计插入水中，不要接触水壶壁，平视水温计刻度，测量水温应在50摄氏度以内。
灌水	一手捏住热水袋袋口边缘，热水袋底部接触在台面上，另一手持水壶缓慢灌入热水，水位至热水袋总容量的1/3~1/2处。
排气	排出热水袋内气体，拧紧热水袋口塞子。用毛巾擦干袋口水迹，检查是否漏水。
装套或包裹	确定无漏水后，将其装入热水袋布套内或用毛巾包裹。
取暖	将热水袋放置在老年人所需部位，离皮肤大约10厘米，不能直接接触皮肤，避免烫伤。

模块五 | 基础照护

注意事项

※ 对老年人来说，热水袋的温度不能超过 50 摄氏度，但仍需避免低温烫伤的发生。
※ 热水袋放置期间，应每隔 15 分钟检查一次，如发生烫伤，应立即停止使用。
※ 老年人应避免长时间使用热水袋，每次使用时间以 30～60 分钟为宜。
※ 热水袋用完之后，将水倒出，倒挂晾干，向内吹入空气后拧紧袋塞，存放备用。

二、为高热老年人物理降温

物理降温是除药物治疗外，最简便、有效、安全的降温方法，常用的物理降温方法有使用冰袋物理降温和温水擦浴物理降温。

使用冰袋物理降温的原理是用冷的物质直接接触皮肤，通过传导与蒸发的物理作用，使体温降低。温水擦浴物理降温的原理是通过温水使皮肤表面毛细血管扩张，温水在皮肤上蒸发，吸收和带走机体大量的热，从而降低体温。

以下以使用冰袋为例，介绍为高热老年人物理降温的操作步骤。

操作准备

※ 护理员仪容整洁，洗净双手。

操作步骤

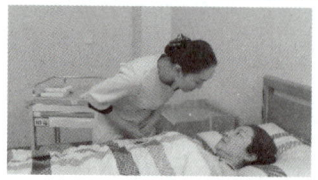

步骤 1

携带用物进入房间,向老年人说明需要为其进行物理降温,使其做好准备。

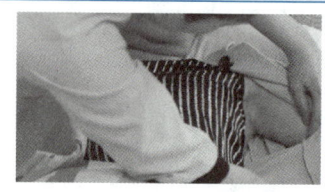

步骤 2

解开老年人衣扣,查看腋下皮肤有无破损。

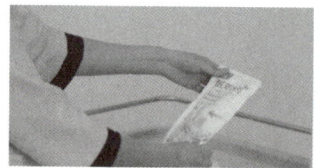

步骤 3

检查冰袋是否破损,防止内容物泄漏造成皮肤损伤。

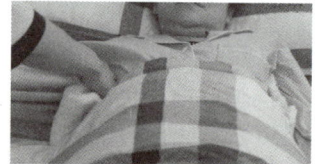

步骤 4

用干毛巾包裹冰袋,将其放于老年人腋下。

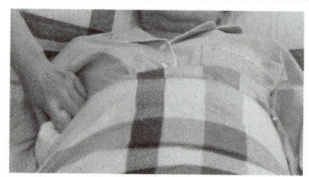

步骤 5

10分钟后,为老年人取下冰袋。如果有需要,其间可视情况更换冰袋。

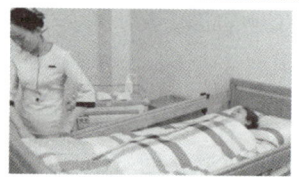

步骤 6

为老年人盖好被子,整理床单位。

注意事项

※ 冰袋应置于头部或体表大血管处,不要放在枕后、耳廓、胸前、腹部、足底等部位。

※ 注意观察腋下夹冰袋部位皮肤状况，并询问老年人感受。
※ 若发现老年人出现苍白、青紫、颤抖、疼痛、麻木感等现象，需立即停止使用。
※ 过程中如需测体温，应将体温计放于没有夹冰袋的一侧，或腹股沟处。

扫码看视频

为高热老年人物理降温

三、叩背

为卧床老年人定期进行叩背，可以促进老年人血液循环，预防压疮与肺部感染，同时借助叩击对气道内痰液的振动，协助呼吸道分泌物排出体外，保持呼吸道畅通。

步骤	说明
准备	仪容整洁，洗净双手，将居室内门窗关好，避免对流风直吹老年人。
调整体位	协助老年人调整至坐位或侧卧位，胸前可以抱一个枕头，坐位时可以靠在床上，使身体得到支撑。
叩击	立于老年人一侧，一手扶住老年人肩胸部，另一手叩击背部，有节奏地自下而上、由外向内叩击3分钟左右。
整理	协助老年人调整至舒适卧位，整理床单位，清洁双手。

注意事项

※ 叩击时将手固定成背隆掌空状态，即拇指紧靠食指，掌指关节稍屈曲，手背隆起，手掌中空。
※ 叩击的力度不宜过重，在操作中注意询问老年人的感受，调整叩击力度。
※ 不能在脊柱、伤处叩击，避免用手指叩击。
※ 如果老年人痰液较多，应鼓励老年人多饮水，在稀释痰液的基础上叩背，避免在进餐前后叩背。

四、二便标本留取

采集老年人的二便标本，有助于医学检查识别疾病，并根据检查结果制订合理的治疗方案。

1. 为老年人留存尿标本

老年人每昼夜正常尿量为1 000～2 000毫升，排尿频率与次数，一般日间为4～6次，夜间不超过2次，尿液外观呈淡黄色至深黄色，澄清、透明，放置后可以转为浑浊并出现氨味。

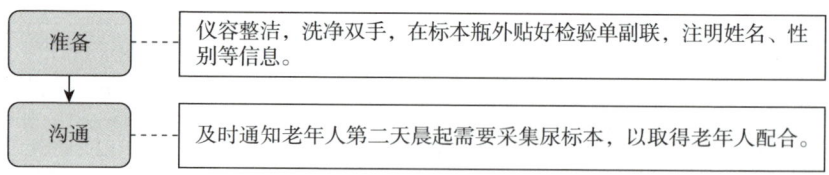

| 准备 | 仪容整洁，洗净双手，在标本瓶外贴好检验单副联，注明姓名、性别等信息。 |
| 沟通 | 及时通知老年人第二天晨起需要采集尿标本，以取得老年人配合。 |

模块五 | 基础照护

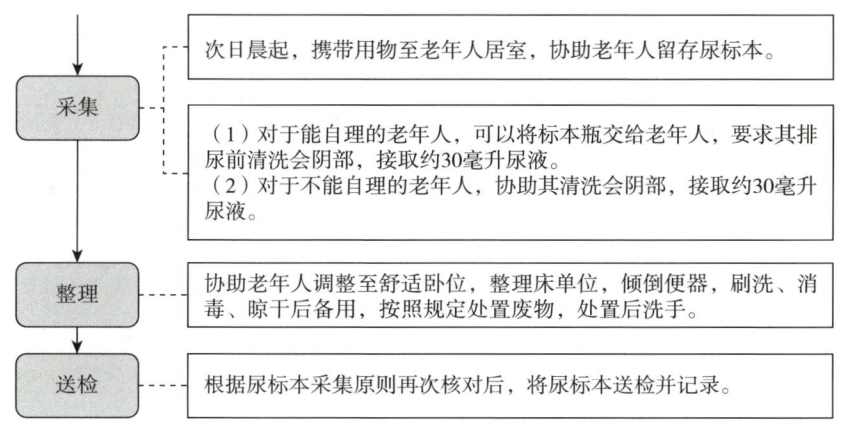

注意事项

※ 标本瓶应干净、卫生，不能循环利用。
※ 尿标本中不能掺入其他杂物，防止影响检查结果。
※ 采集尿标本后要立即送检，避免发生细菌污染等。
※ 自尿管留存尿标本时应为无菌操作，避免污染尿管。

2. 为老年人留存便标本

老年人的正常排便频率为每日 1~2 次或每 2~3 日 1 次，平均排便量为 100~300 克，老年人正常的粪便是呈黄褐色的成形软便。

排便的多少与食物摄入量、食物摄入种类、排便频率、消化器官的功能状态等有关。

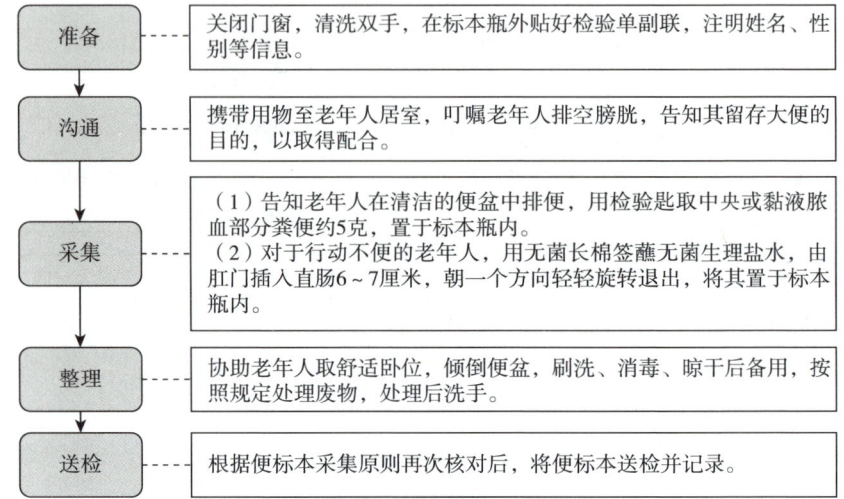

注意事项

※ 老年人腹泻时，应留取带有黏液或脓血部分的大便。如果为水样便，应使用大口径玻璃标本瓶盛装送检。
※ 如果检查项目为寄生虫卵，应适量留取不同部分粪便送检。
※ 如检查项目为阿米巴原虫，采集便标本前几天，不能服用含油质、金属的泻剂等。
※ 采集隐血标本前三天，叮嘱老年人禁食含铁丰富的药物或食物，如动物肝脏等，第四天时再进行采集。

五、识别处理Ⅰ期压疮

行动不便的老年人容易发生压疮，长期卧床、长时间坐轮椅均有发生压疮的风险。压疮常发生于骨突出处。Ⅰ期压疮表现为有按压不变白的红斑，皮肤完整。

定时变换体位可以有效预防压疮的发生，一般至少每 2 小时变换一次体位，必要时每 1 小时变换一次体位。

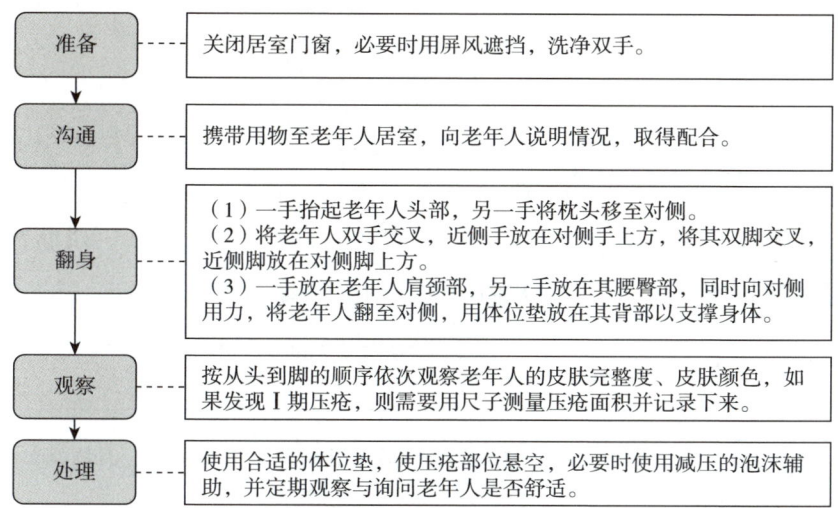

注意事项

※ 防止局部长期受压。对有头发遮挡的枕骨粗隆、耳廓背面，应特别注意拨开头发认真检查。
※ 在照护过程中防止指甲划伤老年人的皮肤。
※ 鼓励老年人尽量做些力所能及的活动，如下床、关节自主运动等，以促进静脉回流，预防压疮。
※ 在侧卧位时需要观察的皮肤部位有被压侧的耳廓、肩部、髋部、膝关节内外侧、踝部内外侧等。

学习单元二　用药照护

一、口服用药

口服用药是一种常见、安全、方便、卫生的用药方法。协助老年人口服用药时，应做到姓名准确、剂量准确、时间准确。

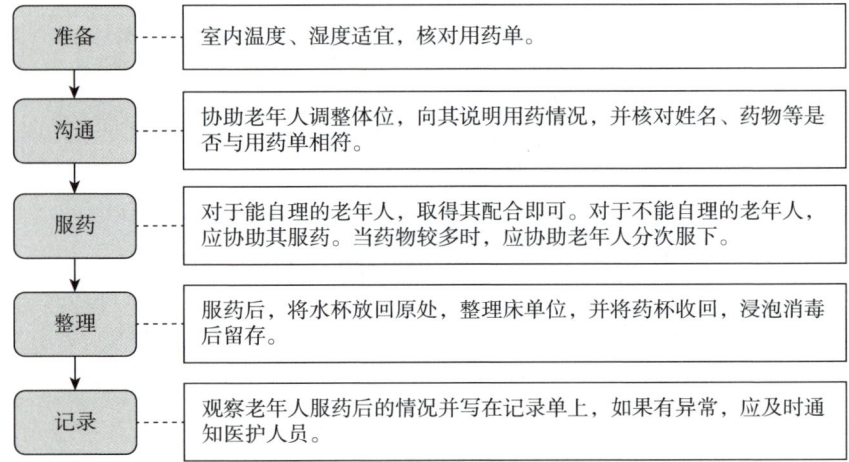

注意事项

※ 遵照医嘱用药，不得私自加、减、停药。
※ 对于吞咽困难的老年人，应咨询医护人员或查看说明书，确认是否可以将药物研磨后服用。

※ 在药物较多时,应分次用温开水送服,不能用茶、咖啡、牛奶等送服。
※ 用药后应观察一段时间,如果发现异常,应及时送医或协助就诊。
※ 服药后,应保持坐位或者半卧位,30 分钟后再更换体位。

二、滴眼药

滴眼药是将药液滴入结膜囊,以起到相应的治疗作用。

操作准备

※ 护理员仪容整洁,洗净双手。
※ 查看医嘱,确认药物用法。

操作步骤

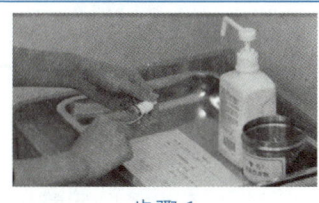

步骤 1

核对老年人姓名、药物名称、使用剂量、有效期、用药部位等信息。

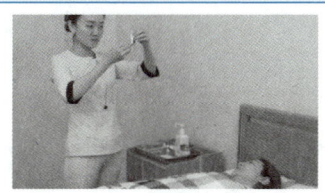

步骤 2

将药瓶摇一摇,如果发现药液浑浊或存在絮状团块,不能再使用。

操作步骤

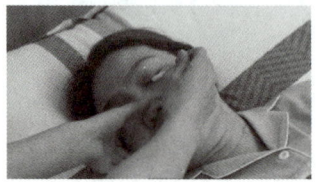

步骤3

如眼内分泌物较多,使用棉签进行清除。

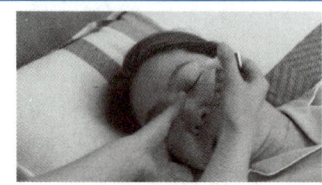

步骤4

一手拉开下眼睑,另一手持药瓶,在距离眼部1～2厘米处滴入药液。

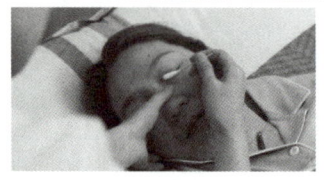

步骤5

嘱咐老年人闭眼,用棉签擦去多余药液。

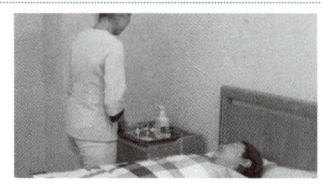

步骤6

嘱咐老年人闭眼休息1～2分钟。整理用物,洗手。

注意事项

※ 在滴药时,注意避免交叉感染。在两眼都滴药时,先滴健眼,后滴患眼;先滴症状轻的眼睛,后滴症状重的眼睛。

※ 在滴药时,瓶口不可触及任何部位,包括眼睑、睫毛,以免老年人不适或污染药液。

※ 若需同时使用多种药物,中间应间隔5～10分钟。

※ 滴完后,可以压迫内眦2～3分钟,防止药液经鼻泪管流入鼻腔。

模块五 | 基础照护

扫码看视频

滴眼药

三、滴鼻药

滴鼻药是在鼻腔内滴入药物,以治疗鼻腔及鼻旁窦疾病。

操作准备

※ 护理员仪容整洁,洗净双手。
※ 查看医嘱,确认药物用法。

操作步骤

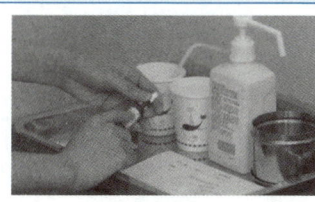	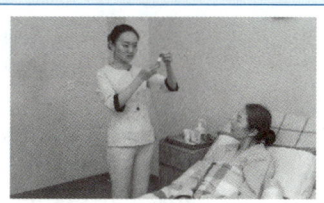
步骤1	步骤2
核对老年人姓名,药物名称、使用剂量、有效期、用药部位等信息。	将药瓶摇一摇,如果发现药液浑浊或存在絮状团块,不能再使用。

操作步骤	
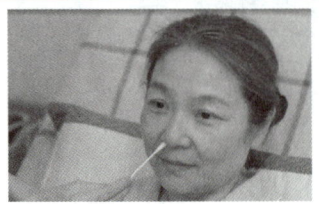 步骤 3 用棉签清理鼻腔内分泌物。	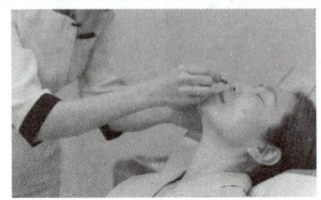 步骤 4 老年人头部后仰。药瓶口对准鼻孔，注意不要接触到鼻黏膜，滴入药液。
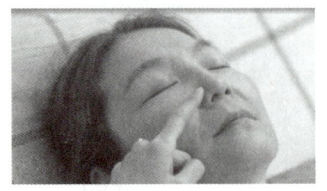 步骤 5 滴后轻按两侧鼻翼 2～3 次。老年人保持后仰 1～2 分钟。	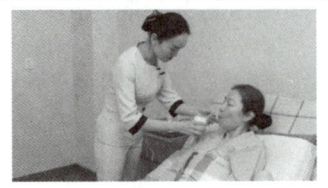 步骤 6 若药液流入口腔，协助老年人用温水漱口，用纸巾为其擦去水渍。整理用物，洗手。

注意事项

※ 遵医嘱用药，用药前应检查药液是否存在过期、变色、沉淀、异味等现象。

※ 在滴药时，药瓶口不要碰到鼻部，避免污染。

※ 不能擅自依靠滴鼻药改善鼻腔症状，避免长期用药。

模块五 | 基础照护

 扫码看视频

 滴鼻药

学习单元三　安宁服务

一、遗体清洁与遗物整理

1. 遗体清洁

做好遗体清洁既是对家属的心理安慰，也是对逝者人格的尊重。遗体清洁可以使遗体整洁、外观良好、容易辨认。

（1）遗体清洁的操作要求

❶ 老年人抢救无效、确认死亡后，方可做遗体清洁。
❷ 如果有治疗导管，则应予以拔除，防止体液倒流。
❸ 放平遗体，垫枕头，避免面部瘀血。
❹ 有义齿者代为装上，闭合老年人双眼及口唇。
❺ 清洁身体，填塞七窍。

（2）遗体清洁的要点

撤除医疗用物	清除各种医疗用物，如胃管、输液管等，有伤口者应更换敷料并粘贴整齐，去除胶布痕迹。
闭合双眼	为老年人闭合双眼，如果不能闭合，则可以轻轻抬起上眼睑，将浸湿的棉花置于眼穹隆处使其闭合。

梳理头发	为老年人梳理头发，可以将长发梳成辫子，使老年人头发整齐，不打结。
擦洗遗体	用蘸清水的毛巾为老年人擦拭身体，使皮肤干净，无污渍。
填塞七窍	用纱布或者棉花对遗体七窍进行填塞，防止体液倒流。

2. 遗物整理

（1）遗物整理的原则

❶ 遗物需经两人清点后方可交给家属。
❷ 贵重物品应交由家属直接保管。
❸ 若有传染性疾病，需将遗物单独放置，并销毁。

（2）遗物整理的要点

整理时机	最好在家属在场的情况下整理遗物，若不在场，应由两人同时清点并登记。
分类清点	先将遗物整理归类，再清点记录，遗物主要有衣物、书籍、生活用品、贵重物品等。
做好登记	将整理好的遗物名称、数量登记好，并由两名清点人员签字确认。

二、终末消毒

终末消毒是指老年人离开后，对其居住过的居室及内部物品进行彻底消毒，以消除遗留在居室及各种物品上的病菌。

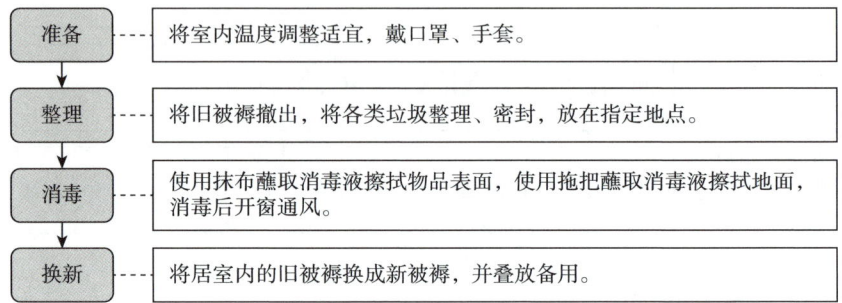

准备	将室内温度调整适宜，戴口罩、手套。
整理	将旧被褥撤出，将各类垃圾整理、密封，放在指定地点。
消毒	使用抹布蘸取消毒液擦拭物品表面，使用拖把蘸取消毒液擦拭地面，消毒后开窗通风。
换新	将居室内的旧被褥换成新被褥，并叠放备用。

注意事项

※ 在操作时务必戴口罩、手套。

※ 消毒后开窗通风时间至少达到 30 分钟。

※ 一般选用 0.05% 的有效氯溶液进行消毒。

模块 六
康复服务

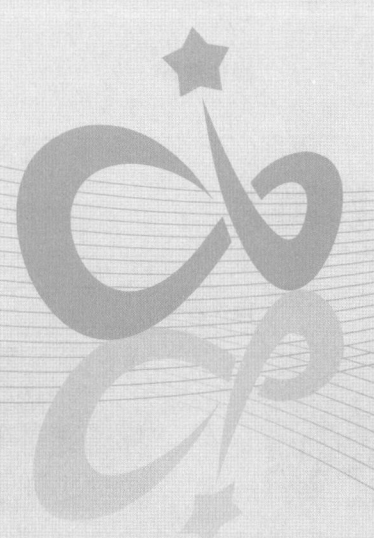

学习单元一　体位转换

一、协助老年人转换体位

体位转换是指通过一定的方式改变身体的位置或姿势。定时体位转换，可以促进卧床老年人的血液循环，预防压疮、坠积性肺炎、尿路感染等并发症的发生，以保障康复治疗及康复护理预期效果的实现。

1. 从仰卧位至侧卧位

操作准备

※ 护理员仪容整洁，洗净双手。
※ 关闭门窗，避免对流风直吹。

操作步骤

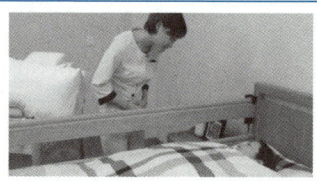

步骤1

向老年人说明需要为其进行体位转换，使其做好准备。

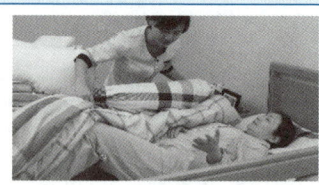

步骤2

检查老年人肢体活动情况。叮嘱其在体位转换过程中，如果有不适，要及时告知。

操作步骤

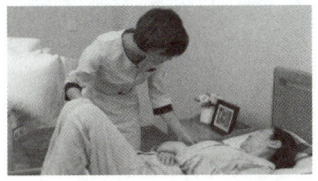

步骤 3
协助老年人将头偏向护理员近侧，双手交叉放在胸腹部，双腿屈曲。

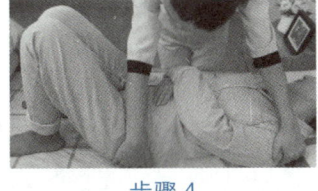

步骤 4
一手扶托老年人肩部，另一手扶托其髋部，协助其向近侧翻身，呈侧卧位。

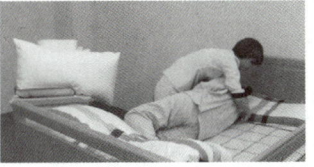

步骤 5
环抱老年人肩部和髋部，将其身体向床中间移动。

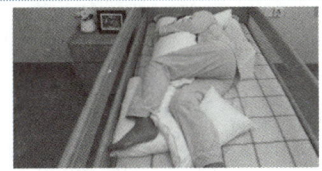

步骤 6
将软枕或体位垫放于老年人胸前、背后、小腿下、颈后等处。协助老年人取舒适体位。

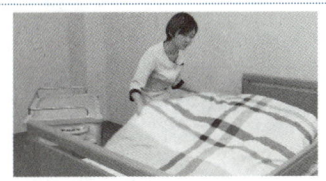

步骤 7
整理床单位，洗手。记录老年人在体位转换过程中有无不适。

注意事项

※ 对留置管路的老年人，体位转换前应先将导管妥善安置，体位转换后再次检查导管是否通畅。

※ 在体位转换过程中，动作要轻柔、缓慢，注意观察老年人受压部位皮肤状况。

> ※ 使用床档的老年人，在体位转换完成后应及时恢复床档保护。
> ※ 对不能配合或者体重较大的老年人，应由两位护理员共同协助老年人完成体位转换。
> ※ 在协助一侧偏瘫的老年人转换体位时，需要其健侧手握住患侧手，健侧下肢屈曲，支撑床面，再协助其翻身至侧卧位。

扫码看视频

协助老年人转换体位（从仰卧位至侧卧位）

2. 从仰卧位至坐位

操作准备

※ 护理员仪容整洁，洗净双手。
※ 关闭门窗，避免对流风直吹。

操作步骤

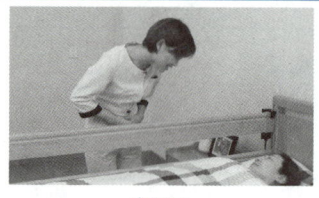

步骤1

向老年人说明需要为其进行体位转换，使其做好准备。

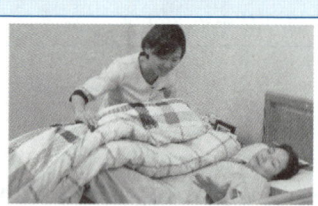

步骤2

检查老年人肢体活动情况。叮嘱老年人在体位转换过程中，如果有不适，要及时告知。

操作步骤	
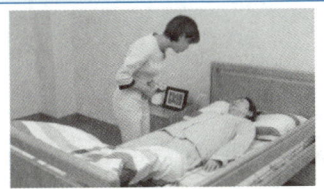 步骤 3 协助老年人将双侧上肢放在身体两侧，两侧肘关节屈曲支撑于床面上。	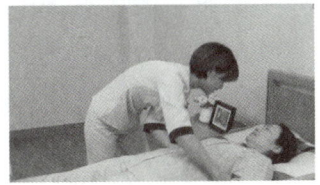 步骤 4 双手从老年人腋下穿过，环抱其背部，协助老年人利用双手的力量抬起躯干。
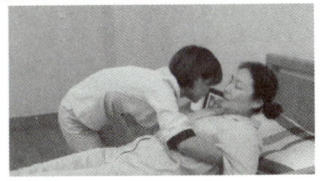 步骤 5 向上提拉，协助老年人用双手支撑起身体、坐起。	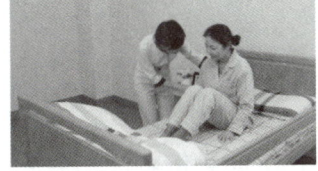 步骤 6 协助老年人用双手支撑床面，借助上肢与下肢的力量向后挪动。
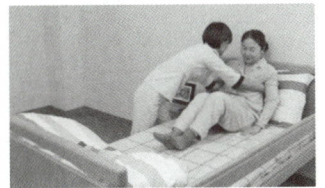 步骤 7 协助老年人调整至舒适坐姿。	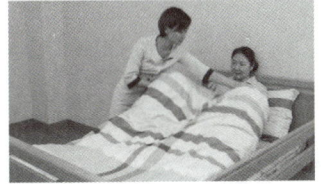 步骤 8 整理床单位，洗手。记录老年人在体位转换过程中有无不适。

注意事项

※ 长期卧床的老年人容易头晕，体位转换时动作要缓慢。
※ 在体位转换过程中，要注意老年人的安全。

※ 对于体重较大的老年人，可以使用移位带等辅助设备协助转换。

※ 在协助一侧偏瘫的老年人转换体位时，需要其健侧上肢肘关节屈曲，患侧上肢放于胸腹部，再协助其坐起，调整至舒适坐姿。

扫码看视频

协助老年人转换体位（从仰卧位至坐位）

3. 从仰卧位至床边坐起

操作准备

※ 护理员仪容整洁，洗净双手。
※ 关闭门窗，避免对流风直吹。

操作步骤

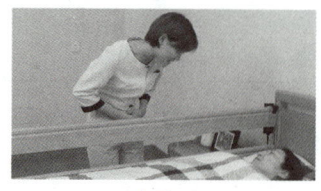	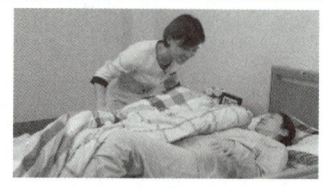
步骤 1	步骤 2
向老年人说明需要为其进行体位转换，使老年人做好身心准备。	检查老年人肢体活动情况。叮嘱老年人在体位转换过程中，如果有不适，要及时告知。

操作步骤

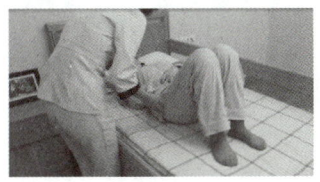

步骤 3

协助老年人将头偏向护理员近侧,双手交叉放于胸腹前,双腿屈曲,双足支撑于床面。

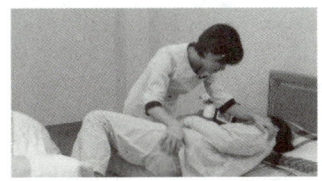

步骤 4

一手扶托老年人肩部,另一手扶托其髋部,协助老年人向近侧翻身,呈侧卧位。

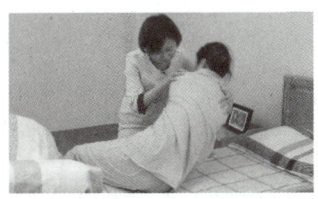

步骤 5

老年人双下肢垂放在床边。双手扶托老年人肩部,协助老年人向上提拉。

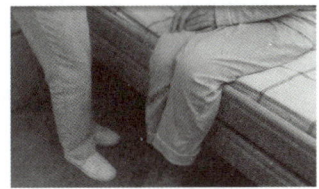

步骤 6

协助老年人用一侧上肢支撑身体,以骨盆为中心,用力使身体转换为床边坐位。

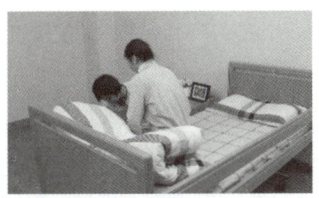

步骤 7

协助老年人用双手支撑床面,为老年人穿鞋。洗手,记录老年人在体位转换过程中有无不适。

注意事项

※ 在协助一侧偏瘫的老年人转换体位时,需要其健侧手握住患侧手,健侧下肢屈曲,支撑床面,再协助其翻身至侧卧位。

扫码看视频

协助老年人转换体位(从仰卧位至床边坐起)

二、使用助行器协助老年人转移

助行器是辅助行走的康复器具,通过器械的支撑,帮助老年人行走。

1. 手杖的使用

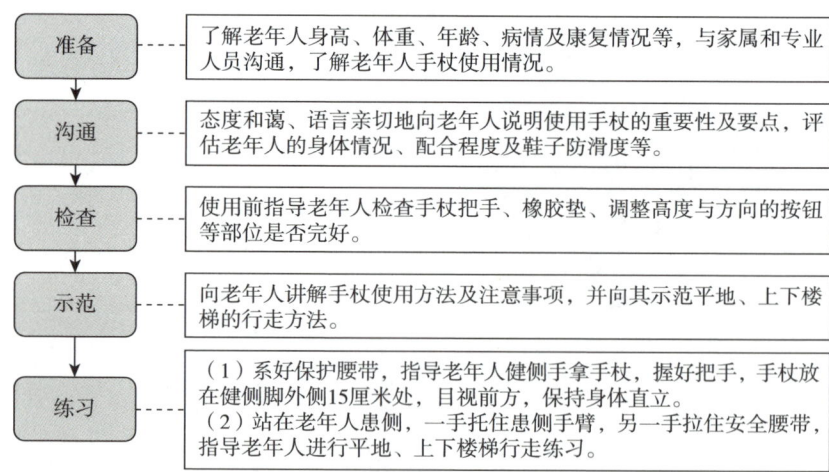

准备	了解老年人身高、体重、年龄、病情及康复情况等,与家属和专业人员沟通,了解老年人手杖使用情况。
沟通	态度和蔼、语言亲切地向老年人说明使用手杖的重要性及要点,评估老年人的身体情况、配合程度及鞋子防滑度等。
检查	使用前指导老年人检查手杖把手、橡胶垫、调整高度与方向的按钮等部位是否完好。
示范	向老年人讲解手杖使用方法及注意事项,并向其示范平地、上下楼梯的行走方法。
练习	(1)系好保护腰带,指导老年人健侧手拿手杖,握好把手,手杖放在健侧脚外侧15厘米处,目视前方,保持身体直立。 (2)站在老年人患侧,一手托住患侧手臂,另一手拉住安全腰带,指导老年人进行平地、上下楼梯行走练习。

模块六 | 康复服务

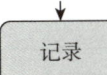
记录 ┈┈ 观察行走过程中有无障碍物和老年人行走的稳定性，询问老年人感受，如果有不适应，则立即停止。记录老年人在行走过程中的问题与身体状况。

注意事项

※ 使用手杖前，应告知老年人相关注意事项。
※ 严格遵从医生或康复师对手杖的选择和对步行的指导要求。
※ 手杖应放置在老年人触手可及的固定位置。
※ 行走中避免拉、拽老年人胳膊，以免造成骨折。

2. 轮椅的使用

操作准备

※ 护理员仪容整洁，洗净双手。
※ 轮椅使用环境安全卫生。

操作步骤

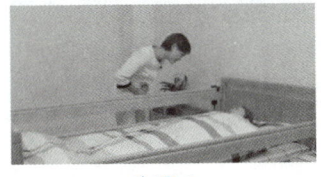

步骤 1
与老年人沟通，使其做好准备。

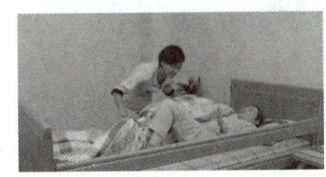

步骤 2
检查老年人肢体活动情况。

175

操作步骤

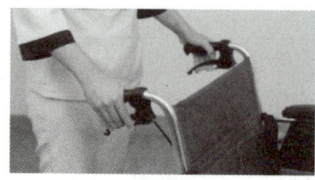

步骤 3

打开轮椅，固定刹车。检查轮椅把手、扶手、坐垫、靠背、安全带等是否完好。

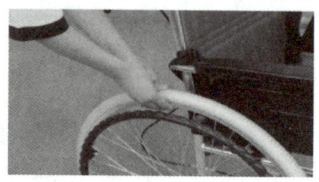

步骤 4

检查轮胎、脚踏板、刹车是否完好。

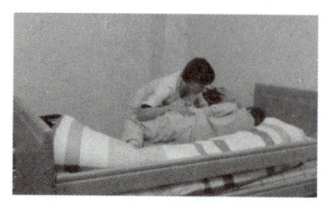

步骤 5

协助老年人向护理员近侧翻身，并时刻询问老年人的感受。

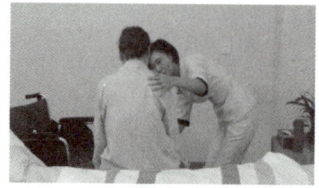

步骤 6

协助老年人坐起，并为老年人穿上鞋子。

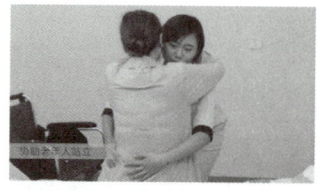

步骤 7

老年人双手交握，环住护理员颈部。护理员双手从老年人腋下穿过，环抱其背部。

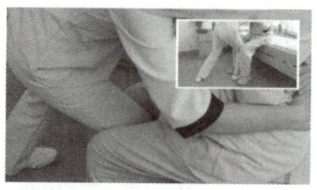

步骤 8

一腿在前，置于老年人双腿之间，另一腿在后支撑，用力将其扶起。

操作步骤

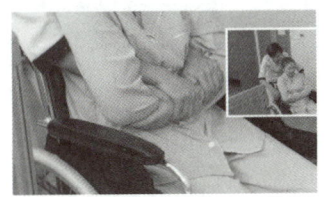

步骤 9

协助老年人转移至轮椅,并坐至合适位置。

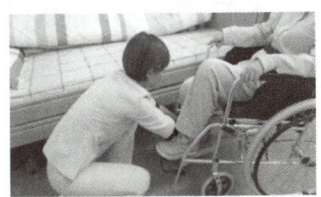

步骤 10

调整踏板,将老年人双脚放于踏板之上,并为其系好安全带。

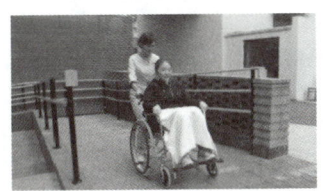

步骤 11

下坡时,采用倒车下坡方法,缓慢倒退行走,保证老年人安全。

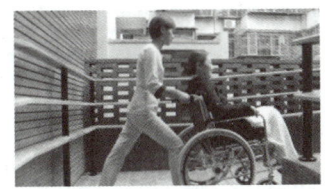

步骤 12

上坡时,老年人扶好扶手,靠紧椅背。护理员两腿呈弓步,平稳推动轮椅。

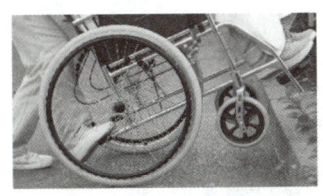

步骤 13

上台阶时,脚踩轮椅后侧杠杆抬起前轮,以后轮为支点,使前轮翘起,移上台阶。再以两前轮为支点,抬起后轮,平稳移上台阶。

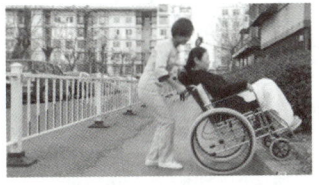

步骤 14

下台阶时,采用倒退下台阶方法。叮嘱老年人抓好两侧扶手,护理员提起轮椅把手,缓慢地将后轮移到台阶下,再以两后轮为支点,翘起前轮,轻推轮椅,将前轮移到台阶下。

操作步骤

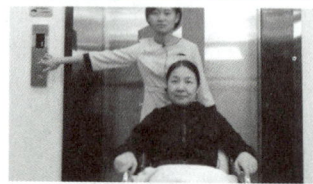

步骤 15

进电梯时,护理员与老年人背向电梯门,护理员在前,轮椅在后。进入电梯后,及时拉紧刹车。

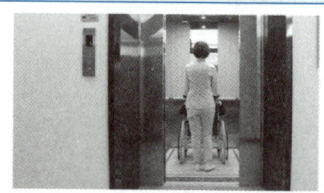

步骤 16

出电梯时,护理员与老年人背向电梯门,护理员在前,轮椅在后,出电梯后平稳推行。

注意事项

※ 在转移过程中应随时询问老年人身体有无不适,如果有不适,则应就近休息,立即通知医护人员。

※ 天气寒冷时,需在老年人腿上盖毛毯。外出时,根据老年人需求协助饮水。

※ 记录老年人在轮椅的使用过程中有无不适。

扫码看视频

轮椅的使用

学习单元二　功能促进

一、指导老年人使用健身器材进行锻炼

老年人使用健身器材进行锻炼，可以增加肌力，提高平衡力与敏捷性，还可以调整身体状态，保持正常体重，防止骨质疏松等疾病的发生。

操作准备

※ 护理员仪容整洁，洗净双手。
※ 锻炼环境安全卫生，地面无杂物。

操作步骤

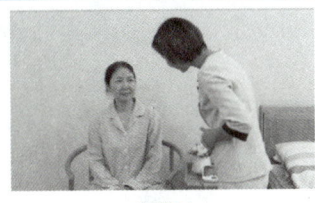

步骤 1
与老年人沟通，询问其身体状况，并为其测量血压。

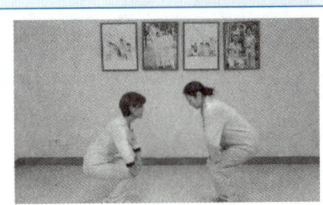

步骤 2
带领老年人进行准备活动，如伸展、弯腰、下蹲等，时间为 10～15 分钟。

操作步骤

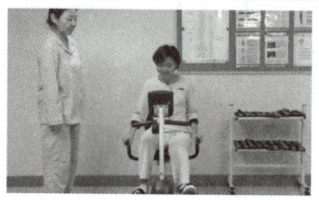 步骤 3 为老年人介绍并示范下肢功率车的使用方法。	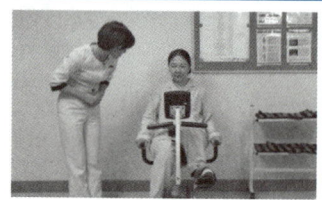 步骤 4 指导老年人使用下肢功率车,观察并询问老年人的感受,随时进行调整。
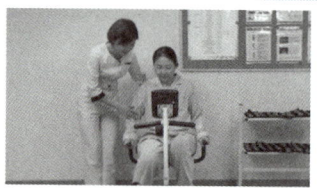 步骤 5 协助老年人锻炼适宜时间后,进行休息。	

注意事项

※ 向老年人示范健身器材的使用方法时,应分步示范,并反复强调注意事项。

※ 在锻炼过程中,要注意保护老年人的安全,随时观察其活动情况,发现异常立即停止活动。

※ 健身前要进行准备活动。

扫码看视频

指导老年人使用健身器材进行锻炼

二、老年人站立、行走训练

老年人站立、行走训练能够帮助其减少长期坐卧的时间，增加老年人的活动范围以及活动中的安全性。下面以右侧肢体偏瘫为例，介绍老年人站立、行走训练的操作步骤。

操作准备

※ 护理员仪容整洁，洗净双手。
※ 训练环境安全卫生，地面无杂物。

操作步骤

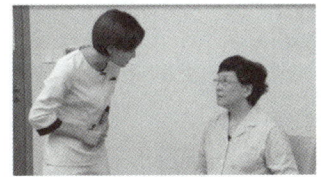

步骤 1
与老年人沟通，询问其身体状况，同时取得其配合。

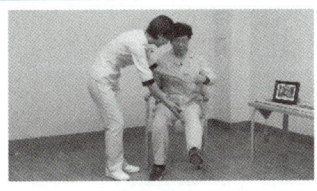

步骤 2
指导老年人抬起四肢，检查其身体活动情况。

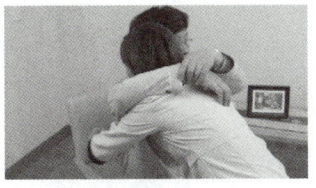

步骤 3
正面扶托站立法。面向老年人，指导其用健侧手握患侧手，环抱护理员肩颈部。

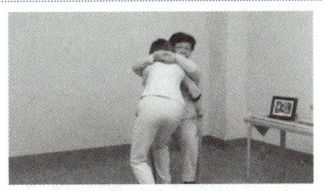

步骤 4
双手从老年人腋下穿过，抱住其腰部或抓住其裤腰，指导老年人抬臀、伸膝，用一侧下肢抵住老年人患侧下肢，用力将其向上拉起后，协助其调整站立重心。

操作步骤

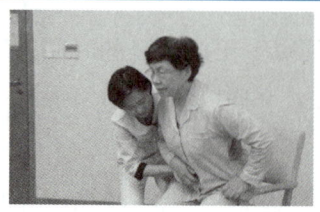

步骤 5

侧面扶托站立法。站在老年人患侧，弯腰屈膝，指导其健足在后，患足在前。一手托住老年人患侧手臂，另一手环抱其后背，扶住老年人腰部，指导老年人抬臀、伸膝，用力将老年人向上拉起后，协助其调整站立重心。

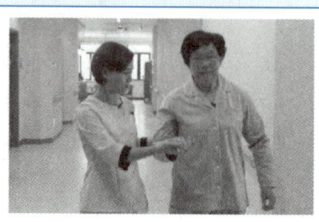

步骤 6

扶助行走。站在老年人患侧，一手扶住其患侧手臂，另一手从患侧腋下穿出，手掌靠在老年人腋窝前处，扶助其行走。

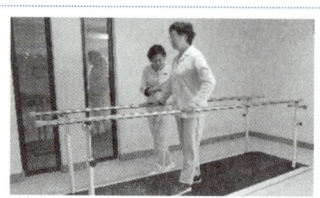

步骤 7

独立行走训练。指导老年人在平衡杠内练习健侧与患侧的交替站立和行走，并随时询问老年人有无不适。

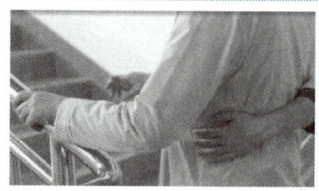

步骤 8

在上楼梯时，站在老年人患侧后方，指导其用健侧手扶住栏杆。一手托扶老年人患侧手臂，另一手托扶其腰部。

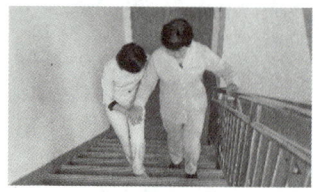

步骤 9

指导老年人先上健足，后上患足。

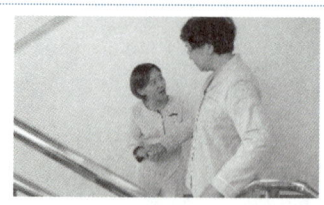

步骤 10

在下楼梯时，站在老年人患侧前方，扶托老年人患侧手臂，指导其用健侧手扶住栏杆。

操作步骤	
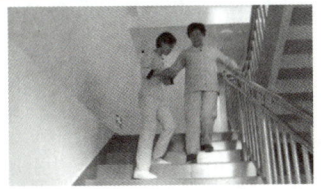 步骤 11 指导老年人先下患足，后下健足。	

注意事项

※ 站立、行走训练要分步进行，不可操之过急。
※ 护理员应根据老年人的身体状况选择适宜的转移方法，避免对自己的腰椎造成损伤。
※ 记录老年人在训练过程中有无不适。

扫码看视频

老年人站立、行走训练